DR. JULIA FEIND

ANLEITUNG ZUM ÜBERGEWICHT

Wie Sie sich selbst das Leben schwer machen.

Die 20 besten Fehler beim Abnehmen und wie man sie begeht.

systemed

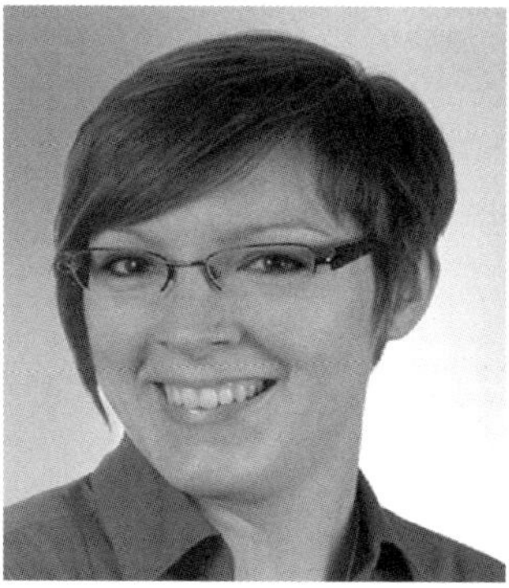

Dr. Julia Feind ist Leiterin des Instituts für achtsames Essen und leitet regelmäßig Seminare zum Thema Essen mit Genuss, Achtsamkeit und Körperintelligenz. Gemeinsam mit Ronald Schweppe stellte sie »Das Kochbuch zur Minus-1-Diät« zusammen und veröffentlichte ein Arbeitsbuch zu Ernährung und Selbstempathie. Die Ernährungswissenschaftlerin hat im Bereich Ernährung im Alter promoviert und einige vielbeachtete Publikationen in Fachjournalen veröffentlicht. Aktuell ist sie München als freiberufliche Dozentin für Ernährungsthemen tätig und leitet außerdem das Fachgebiet Kochkultur und Ernährungswissen der Münchner Volkshochschule.

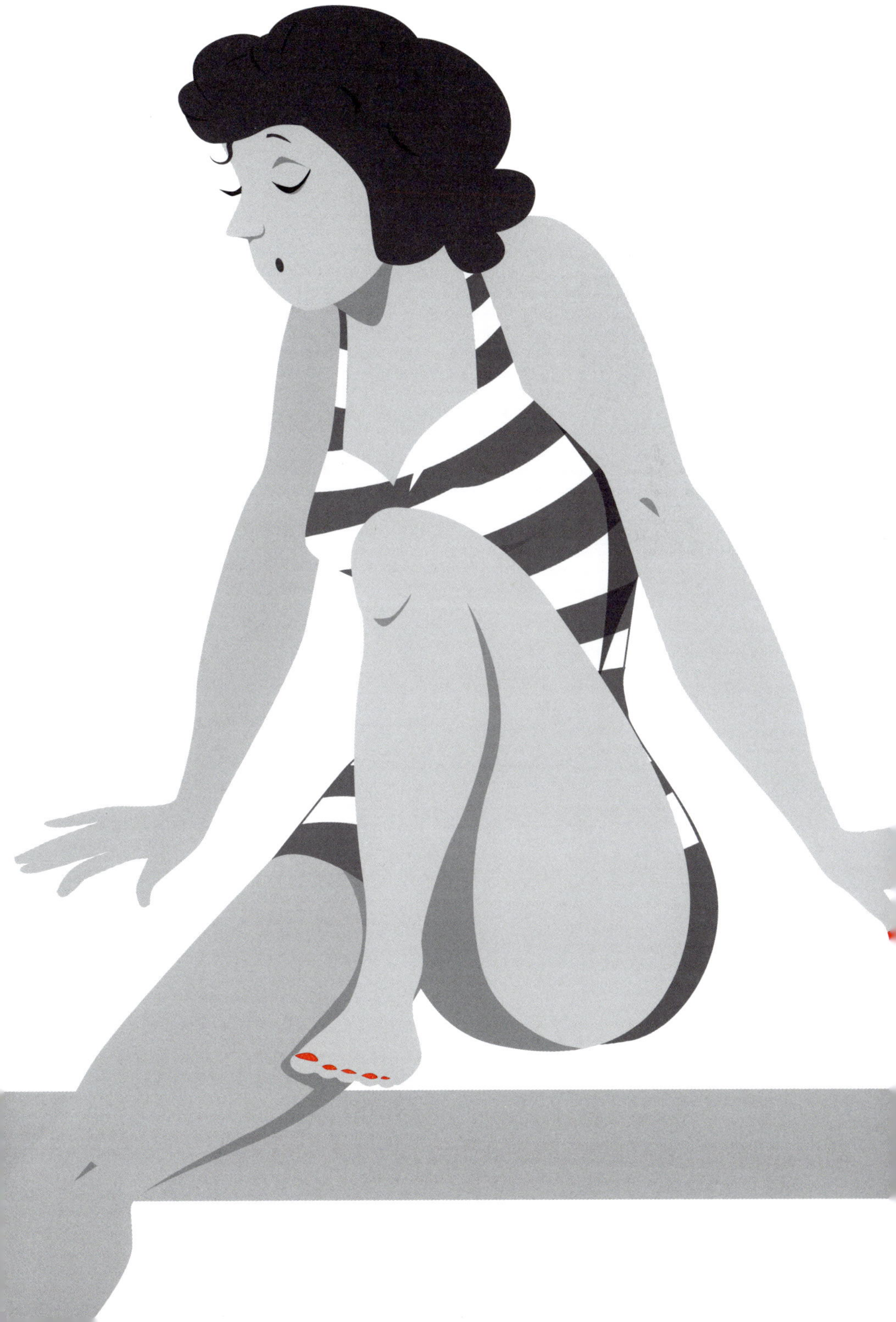

Inhaltsverzeichnis

Vorwort

Liebe Leserin, lieber Leser,

Nie war eine Gesellschaft so gut über Ernährung aufgeklärt wie unsere westliche im 21. Jahrhundert. Auch Sie kennen vermutlich die grundsätzliche Bedeutung von Kalorien, Vitaminen und Ballaststoffen. Sie wissen, was als gesund angesehen wird und was nicht. Aber essen Sie deshalb immer das, was Sie sollten? Vermutlich nicht. Jeder von uns tut Dinge, von denen wir wissen, dass sie nicht gut für uns sind. Das gilt nicht nur fürs Essen, sondern für alle Bereiche des Lebens. Anstatt die Wunder des Seins einfach zu genießen, grübeln wir über unsere Fehler, hadern mit unserem Schicksal und sabotieren uns selbst.

Warum das so ist, müssen wir wohl einen Psychologen fragen. Zum Beispiel Paul Watzlawick, der augenzwinkernd postuliert, dass der Mensch offenbar gar nicht, wie angenommen, nach Glück strebt. Vielmehr ließen die Verhaltensweisen, die der Psychologe beobachtete, darauf schließen, dass der Mensch mit aller Gewalt unglücklich sein will. Viele der Strategien, die Watzlawick für den Weg ins persönliche Unglück identifiziert, lassen sich in leicht abgewandelter Form auch auf die Entwicklung von Übergewicht übertragen. Das bedeutet, wir denken zwar, wir tun alles, um schlank zu sein, aber tatsächlich verhalten wir uns so, dass wir unweigerlich zunehmen. Zumindest legt die ständig steigende Zahl von Übergewichtigen in Deutschland und vielen anderen Ländern dies nahe.

Gleichzeitig fehlt es nicht an Ratgebern und Empfehlungen zur gesunden Ernährung und zum Abnehmen. Und jede Quelle nimmt für sich in Anspruch, die einzig wahre Lehre zu vertreten. Mal gilt Vollkornbrot als heilsbringend, mal wird es verteufelt. Die einen essen nichts Tierisches, die anderen essen bevorzugt solches. Diese widersprüchlichen Ratschläge führen nur zu Verwirrung und Unsicherheit bei jedem, der sich fragt, wie er gesund abnehmen kann.

Ich wollte dieser unüberschaubaren Menge an Ernährungsregeln nicht noch ein weiteres Werk hinzufügen. Stattdessen möchte ich Ihnen eine neue Perspektive auf sich selbst und Ihr Abnehmverhalten ermöglichen, indem ich die Welt der Diäten sprichwörtlich auf den Kopf stelle. Statt ums Abspecken geht es hier ums Aufspecken – und um alles, was man tun muss, um garantiert übergewichtig zu werden. Auch wenn der Ansatz natürlich ironisch ist, halte ich alles, was ich in diesem Buch schreibe, für wahr und für wirksam. Sollten Sie es also tatsächlich darauf anlegen, dick und unglücklich zu werden, können Sie mich getrost beim Wort nehmen.

Wenn Sie andererseits in Ihrem Leben etwas zum Positiven verändern wollen, tun Sie einfach das glatte Gegenteil: Gehen Sie achtsam und freundlich mit sich um. Lernen Sie Ihre Bedürfnisse besser kennen und entscheiden Sie selbst, was das Richtige für Sie ist. Die in den Text eingestreuten „Faktenchecks“ sollen Ihnen dabei helfen. In diesem Sinne vertraue ich Ihnen die folgenden Kapitel an.

Warum dieses Buch?

In unserer Welt gibt es Maßnahmen zum Abnehmen im Übermaß: Von ausgeklügelten Ernährungsplänen über vielversprechende Wunder-Shakes bis hin zu schweißtreibenden Trainingsprogrammen und teuren medizinischen Eingriffen, wie Fettabsaugungen und Bauchdeckenstraffungen. Ein schlüssiges Gegenkonzept mit wirkungsvollen Anleitungen zum Übergewicht fehlt dagegen praktisch völlig! Beruhigenderweise führen nur die wenigsten Abnehm - Strategien tatsächlich zu dauerhaftem Gewichtsverlust. Im Gegenteil, es hat sich gezeigt, dass die meisten Diäten langfristig eher zu einer Erhöhung als zu einer Verringerung des Gewichts führen. Der Begriff „Diät“ ist hier als Synonym für jede Form von Abnehmprogramm, Ernährungsumstellung oder Wunderkur zu verstehen.

Allein die Zahl an Programmen, die zum Abnehmen angeboten werden, spricht schon dafür, dass sie gar nicht funktionieren können! Ansonsten würden wir ja einfach alle die eine Diät machen, die wirklich für immer schlank macht, und fertig. Alle anderen Programme wären damit überflüssig. Trotzdem ist die Gefahr nicht von der Hand zu weisen, dass die eine oder andere Methode sich am Ende doch noch als langfristig wirksam erweisen könnte und dass dadurch tatsächlich große Teile der Bevölkerung dauerhaft Fettmasse verlieren. Das klingt im ersten Moment vielleicht wie eine gute Sache. Was aber vielen dabei offenbar nicht klar ist, sind die wirtschaftlichen, gesellschaftlichen und sozialen Folgen einer flächendeckenden Verschlankung.

Schlankheit – die unterschätzte Gefahr

Das Szenario einer Bevölkerung mit Idealgewicht klingt zunächst vielleicht nicht besorgniserregend. Ärzte und Ernährungswissenschaftler warnen schließlich seit langem vor den negativen Auswirkungen von zu viel Fettmasse. Man könnte annehmen, unsere Gesellschaft würde davon profitieren, wenn wir alle endlich schlank wären und blieben. Was dabei allerdings völlig unberücksichtigt bleibt, sind die ökonomischen Folgen einer solchen Schlankheitsepidemie. Wenn Übergewichtige und andere Abnehmwillige als Konsumenten wegfielen, wäre dies für viele Industriezweige verheerend. Millionen von Arbeitsplätzen wären gefährdet! Stellen Sie sich nur einmal vor, was wäre, wenn niemand mehr Kleidung in Übergrößen kaufen würde. All die XXL- und Plus-Size-Boutiquen müssten schließen. Die globale Textilindustrie hätte empfindliche Absatzeinbußen in Kauf zu nehmen. Und wer würde all die ausgeklügelten Produkte nachfragen, die zum Abnehmen angeboten werden? Die Hersteller von Fett-weg-Pillen, Stoffwechselankurblern und Diätshakes wüssten über Nacht nicht mehr, wovon sie ihre Angestellten bezahlen sollten. Auf dem Dienstleistungssektor sähe es noch schlimmer aus. Fitnessstudios würden quasi leer stehen und Ernährungsberater müssten Konkurs anmelden. Nicht zuletzt litten auch die Autoren von Schlankheitsratgebern und ihre Verlage große Not. Unzählige Arbeitslose wären die Folge, die massenhaft Umschulungsmaßnahmen benötigten und damit die Arbeitsämter belasteten. Ganz zu schweigen von anderen öffentlichen Stellen, z.B. in unserem Gesundheitssystem und den Ämtern für gesunde Ernährung. Wer denkt an all die Forscher, Beamten und Angestellten der Krankenkassen. Dazu kommen die Ärzte und Schönheitschirurgen. Die Kunst der Fettabsaugung wäre über Nacht obsolet. Und das ist nur die Spitze des Eisberges. Die gesamte Pharmaindustrie käme in die Bredouille. Kaum jemand kaufte mehr Diabetesmedikamente, Cholesterinsenker oder Blutdruckmittel. Zu behaupten, „schlank" sei „schön" und „gesund" und die katastrophalen Effekte für die Wirtschaft unberücksichtigt zu lassen, ist also kurzsichtig und unverantwortlich.

Auch die gesellschaftlichen Konsequenzen einer schlanken Bevölkerung wären kaum abzusehen. Ein bisher unerschöpfliches Gesprächsthema ginge über Nacht verloren. Worüber sprächen Sie mit Ihren Arbeitskollegen in der Mittagspause, mit der Familie an langen Feiertagen oder beim Kaffeekränzchen mit den besten Freundinnen? Diskussionen über alternative Themen wie Politik, Religion oder den Klimawandel führen unweigerlich zu Missstimmung und Streit. Die Folgen für den Einzelnen wären noch gravierender: Der Wegfall des Kampfes mit dem Gewicht könnte eine große Lücke im Leben vieler hinterlassen. Orientierungslose, verwirrte Menschen blieben zurück. In ihrer Hilflosigkeit könnten sie sich womöglich ernsthaft mit sich und der Welt auseinandersetzen und freie Entscheidungen treffen. Zum Beispiel gegen die Ungerechtigkeit des Systems auf die Straße zu gehen oder sich kritisch mit den Medien auseinanderzusetzen.

Das zu erwartende Chaos im privaten und öffentlichen Leben wäre auf jeden Fall enorm. Diese destabilisierende Wirkung einer schlanken Bevölkerung erscheint mir ein zu hoher Preis einfach nur dafür, dass wir irgendwie „gesünder“ sind.

Aus sozialer, gesellschaftlicher und ökonomischer Sicht ist es folglich erstrebenswert, dass die Menschen – was ihr Gewicht angeht – ausgewogen und in beide Richtungen informiert werden. Aus diesem Grund wäre es fahrlässig, der vorhandenen Sammlung an Ernährungsratgebern nicht wenigstens ein Werk an die Seite zu stellen, das explizit die Vorteile von Übergewicht in den Mittelpunkt rückt und, statt zum Abspecken, praktische Tipps zum Aufspecken bietet.

Übergewicht für alle!

Leider gibt es zum Thema Zunehmen kaum – eigentlich gar keine Literatur. Hinweise zur Gewichtszunahme sind gelegentlich unbeabsichtigt in Abnehmratgebern verborgen. Manche Autoren hängen unverbesserlicherweise Strategien an, die langfristig nicht zur Gewichtsab- sondern zur -zunahme führen. Natürlich sind diese Strategien schwer auszumachen, da sie ja fälschlicherweise als Diätmethoden gekennzeichnet sind. Um Ihnen darüber Klarheit zu verschaffen, beschreibe ich diese Paradoxie in vielen Beispielen in diesem Buch. Ich nenne diese Möglichkeit, aus Abnehmstrategien Übergewicht zu gewinnen, den „Aufspeck-Effekt“. Ein Teil dieses Aufspeck-Effekts besteht darin, dass viele Abnehmversuche auf natürliche

Weise scheitern, indem ihre Anwender sie durch unbewusste Prozesse selbst sabotieren. Und nicht selten verkehren sie sich dabei gleich in ein properes Gegenteil, weil das natürliche Ausgleichssystem des Körpers dafür sorgt, dass eingesparte Kalorien umgehend nachgeholt werden. Auch diese Prozesse werden im Folgenden noch genauer beschrieben und für Sie aktiv nutzbar gemacht.

Die Verantwortung für das Übergewicht einer ganzen Population kann jedoch nicht einfach so dem glanzvollen Scheitern einzelner Abnehmwilliger überlassen werden, zu viel steht auf dem Spiel. Unterstützung für Ihr Fett-Vorhaben finden Sie bei Fastfoodketten, Imbissbudenbesitzern und Fertigproduktherstellern. Diese haben die Zeichen der Zeit und die Gefahren für die Gesellschaft erkannt: Sie agieren geschlossen, um den Endverbraucher möglichst effizient mit Kalorien zu versorgen. Jede Pommesbude, jeder Burgerladen und jeder Fertigpizzahersteller kennt die Macht von billigem Fett und starken Aromen, um die Menschen nicht vom Fleisch fallen zu lassen. Für diesen beispiellosen Einsatz gebührt ihnen unser Respekt. Unter anderem mit Hilfe von Fastfood hat es allein in Deutschland bereits jeder und jede Zweite geschafft, übergewichtig zu werden. Und die Tendenz scheint zu steigen. Doch das bedeutet auch, dass nahezu die Hälfte der Nation noch immer aus diesem Bereich der Kalorienkultur ausgeschlossen ist. Dabei zeigt uns schon der flüchtige Blick in jede beliebige Fußgängerzone: Wirklich jeder kann dick sein, vom Kleinkind bis zum Greis. Dieses Buch liefert Ihnen dazu einfache, leicht in den Alltag integrierbare Maßnahmen, für die keine speziellen Vorkenntnisse nötig sind. Selbst Einsteiger bringen die meisten Voraussetzungen für erfolgreiches Zunehmen bereits mit. Um Ihnen das intuitive Begehen der besten Abnehmfehler zu erleichtern, bringen wir sie Ihnen in den folgenden Kapiteln einfach nur ins Bewusstsein. Die von mir beschriebenen Prozesse sind jedoch nicht als exklusive Aufzählung zu betrachten. Die Techniken, die ich für Sie ans Licht hole, sollen es Ihnen ermöglichen, einen ganz eigenen Stil zu finden, um dauerhaft Fettringe anzulegen.

Grundlagen

Es klingt zunächst vielleicht widersinnig, dass gerade Abnehmversuche bei der Verbreitung von Übergewicht helfen sollen. Schließlich wird immer wieder berichtet, dass es Menschen mit Methoden zum Gewichtsverlust tatsächlich geschafft haben, auch wirklich Gewicht zu verlieren. Doch auch – und gerade – diese Verirrten können es schaffen, wieder am Übergewicht teilzuhaben. Denn sie sind schon mit den wichtigsten Grundlagen zum Zunehmen durch Abnehmen vertraut. Für alle anderen führe ich hier noch einmal einige wichtige Punkte aus.

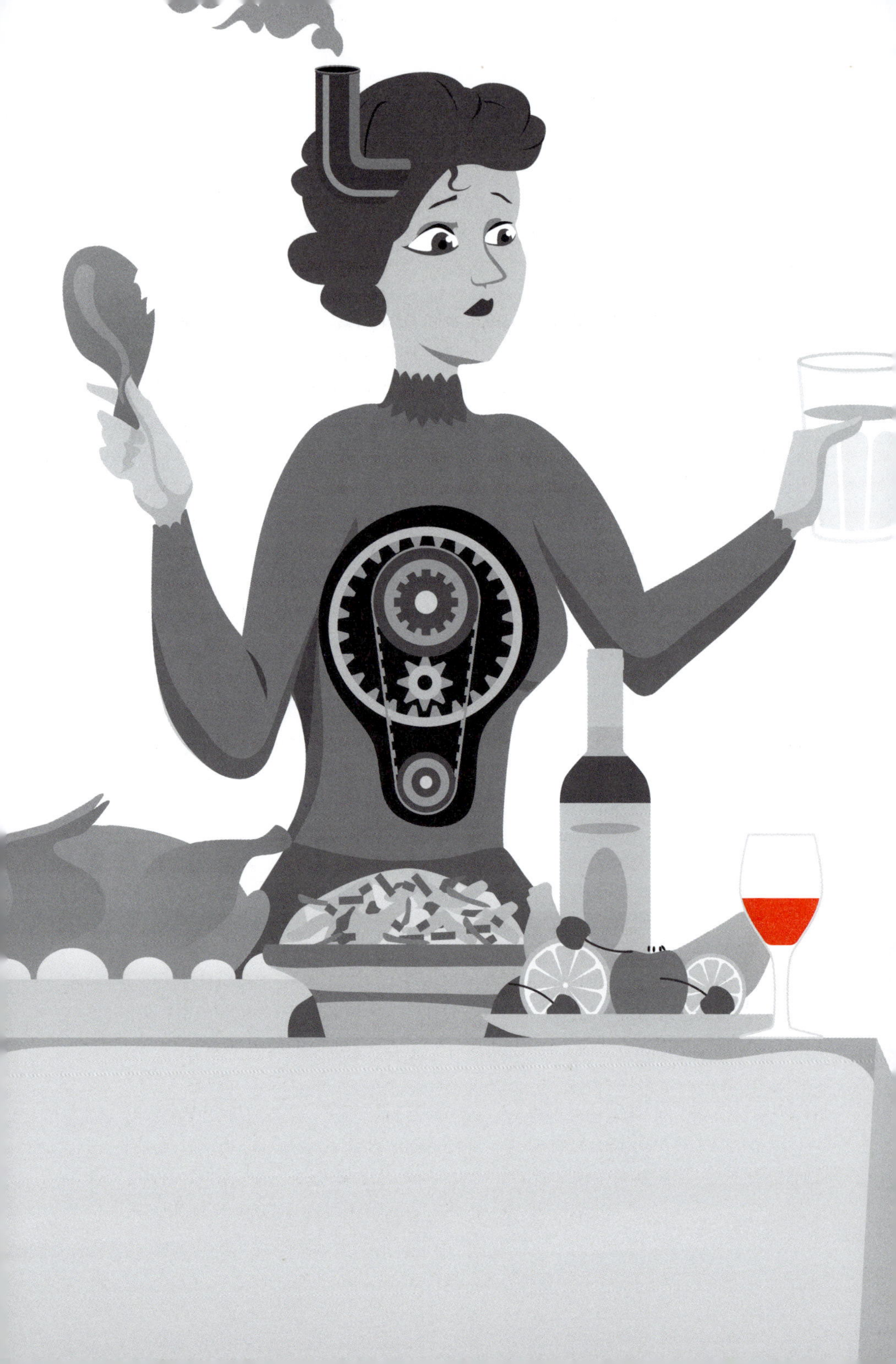

Das Rein-Raus-Prinzip

Die erste wichtige Grundlage für den Aufspeck-Effekt ist, den eigenen Körper gründlich misszuverstehen. Dabei hilft der vielen Diäten zugrunde liegende Gedanke, wir seien nichts weiter als reine Verbrennungsmaschinen. Die müsste man nur richtig anheizen, um Gewicht zu „verbrennen“ .Der „Treibstoff“ sind die Kalorien aus dem Essen. Die Maschine produziert Bewegung und Wärme und was ein Körper so zum Existieren braucht. Das Rein-Raus-Prinzip besagt, Gewichtsverlust resultiert aus einer negativen Differenz von gegessenen zu verbrauchten Kalorien. Einfach ausgedrückt: das, was rein geht, muss weniger sein als das, was raus geht. Wir lassen bei dieser Betrachtung alle genetischen Einflüsse auf Ihr Gewicht außer Acht und auch alle Ausweichmöglichkeiten, die dem Stoffwechsel zur Verfügung stehen, um das Körpergewicht zu steuern. Also die gesamte störende Realität. Diese mechanistische Sicht auf den Körper hilft uns zu ignorieren, was wir wirklich brauchen und diese Leere mit Essen zu füllen.

Wenn Sie abnehmen wollen, müssen Sie nach dem Rein-Raus-Modell also entweder weniger essen, als Sie verbrauchen oder mehr verbrauchen, als Sie essen. Das wirft zwei Fragen auf: Einmal, woher wissen Sie, wie viel Energie Sie aufnehmen? Und zweitens, woher wissen Sie, wie viel Sie verbrauchen? Die Antwort auf beide Fragen lautet: Das müssen Sie schätzen. Und zwar recht grob. Es gibt zwar prinzipiell schon eine Möglichkeit, den Energieverbrauch einer einzelnen Person genau zu messen, aber das ist teuer und sehr zeitaufwendig. Dasselbe gilt für die Energieaufnahme. Man müsste von jeder Mahlzeit, die Sie zu sich nehmen, eine Probe analysieren. Das wird nur ganz selten und nur in Studien gemacht. Doch selbst in der Forschung werden in der Regel Tabellen mit Durchschnittswerten herangezogen. Das macht auch Sinn, denn der individuelle Bedarf und der Kalorienverbrauch sind nicht nur schwer zu bestimmen, sondern ändern sich auch noch ständig. Morgens ist Ihr Stoffwechsel anders als abends und in der Jugend anders als im Alter. Die Ernährungswissenschaft ist daher keine exakte Mathematik.

Das sollte Sie aber nicht davon abhalten, so zu tun, als wäre sie es und weiter fleißig Kalorien zu zählen. Aufgrund der nötigen groben Schätzungen von Energieaufnahme und -verbrauch ist es allerdings schwer, sicherzugehen, dass die Energie-Differenz zum Abnehmen auch stimmt. Das bedeutet, Sie müssen sicherheitshalber deutlich weniger essen als Ihren geschätzten Bedarf. Verkneifen Sie sich daher bitte bis ans Ende Ihrer Tage jede Form von Kuchen und die zweite Portion Spagetti. Entweder Sie lernen, sich damit zu arrangieren, oder Sie müssen Ihren Verbrauch deutlich erhöhen. Das bedeutet, Sie müssen sich viel, viel mehr bewegen. Damit meine ich nicht, einmal pro Woche in einen Gymnastikkurs zu gehen, oder statt des Aufzugs mal die Treppe zu nehmen. Ich meine damit Sport. Mit Schwitzen. Und zwar mehrmals pro Woche. Egal ob Sie lieber hungern oder schwitzen oder beides. Sorgen Sie einfach nur dafür, dass Sie sich dabei richtig quälen, dann wird Ihr Abnehmversuch von ganz allein ins Gegenteil umschlagen.

Bei der Beachtung des Rein-Raus-Prinzips greifen gleich mehrere Mechanismen, die beim Zunehmen helfen. Um langfristig dick zu werden, reicht es, einfach abzuwarten, bis Ihre strengen Vorsätze an Kraft verlieren. Es beginnt meistens ganz schleichend, ein Bierchen hier und ein Chipstütchen da – und schon ist der Weg frei für den Jo-Jo-Effekt, eine wesentliche Grundlage für wirkungsvolles Aufspecken. Als Bonus neigt Ihr Körper dazu, von Diät zu Diät immer sparsamer zu werden. Jede Zeitspanne, in der wir trotz Hunger nicht essen, ist für den Stoffwechsel ein Trainingslager im Energiesparen. Sie werden träger, müder und an Sport ist immer weniger zu denken. Um weiterhin eine negative Energiebilanz zu erreichen, müssen Sie also noch viel weniger essen – und das wird Ihnen noch viel schwerer fallen. Es gibt folglich fast nichts Effektiveres, um zuzunehmen, als zu versuchen abzunehmen.

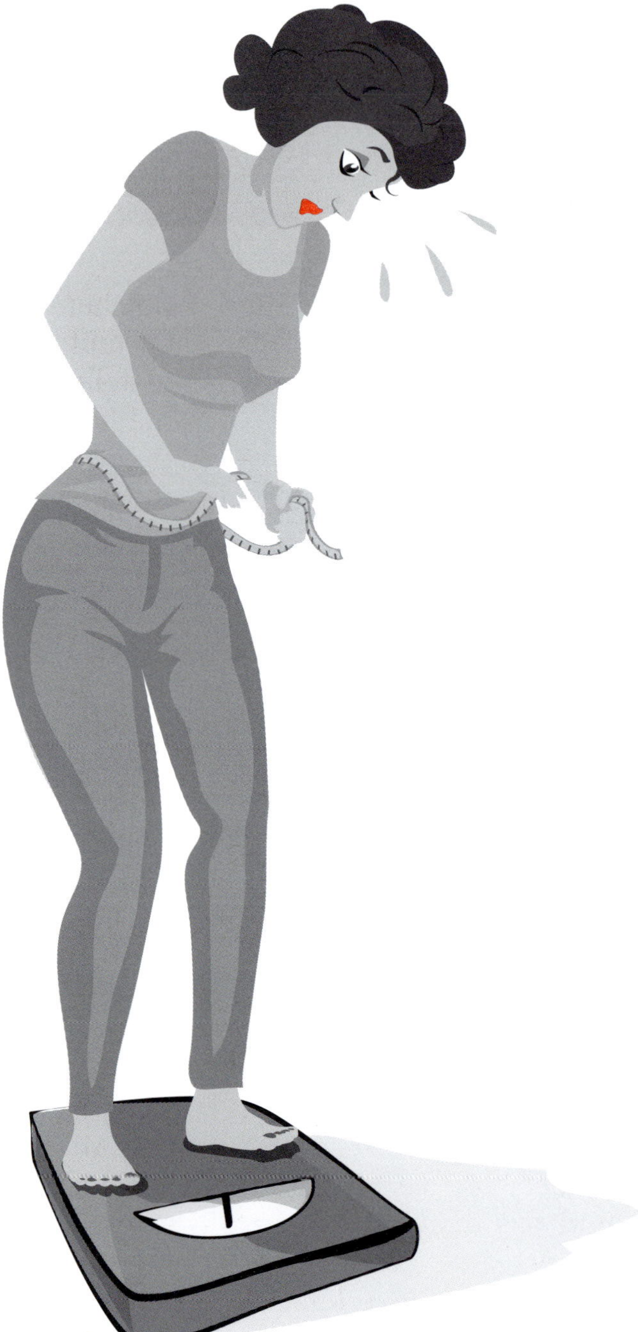

Das Ziel ist das Ziel

Für einen effektiven Aufspeck-Effekt brauchen Sie konkrete Abnehmziele. Um den Antrieb für eine mühsame Diät aufzubringen, müssen Sie erst einmal feststellen, um wie viel Sie zu dick sind. Denken Sie sich eine halbwegs unrealistische Zahl an Kilo aus, die Sie abnehmen sollten. Je schwerer das Ziel zu erreichen ist, desto größer ist Ihre Anfangsmotivation. Sie rüsten sich für eine große Aufgabe; fühlen Sie sich ruhig ein bisschen wie ein Held. Für zusätzlichen Antrieb können Sie sich noch einen Zeitraum überlegen, in dem dieses Wunschgewicht zu erreichen ist. Es spielt keine große Rolle, ob Sie drei Kilo in einer Woche oder zehn Kilo bis zur Bikinisaison abnehmen wollen. Sie brauchen dabei nicht einmal absichtlich zu übertreiben. Die Fähigkeit des menschlichen Körpers, Fett zu verlieren, wird gewöhnlich stark überschätzt. Alles über etwa einem halben Kilo pro Monat ist mit einem Verlust von Muskeln und Wasser verbunden – und hilft so beim Jo-Jo-Effekt und damit beim Aufspecken.

Die Heldenpose ist gleichzeitig die richtige Ausgangsposition für den motivationalen Absturz nach der Erkenntnis, dass Sie Ihre hochgesteckten Abnehmziele nicht erreichen werden. Das ist zwar im ersten Moment deprimierend, aber nur halb so schlimm, wenn man gewarnt ist, und das sind Sie ja jetzt. Hier hören Sie natürlicherweise mit dem auf, was auch immer Sie zum Abnehmen getan haben – und lassen den entstehenden Frust für Ihren Aufspeck-Effekt arbeiten. An Appetit sollte es Ihnen jetzt nicht mangeln. Je nachdem, mit welcher Abnehmmethode Sie zunehmen wollen, kann es schon passieren, dass Sie zunächst tatsächlich Gewicht verlieren. Lassen Sie sich von diesen Effekten nicht verunsichern. Sollten Sie ihr Abnehmziel versehentlich erreichen, schieben Sie es einfach noch ein wenig mehr in Richtung ‚Unrealistisch', und schon sind Sie wieder zu dick und haben Motivation für die nächste Diät.

Wenn Sie noch unsicher sind, ob Sie schon übergewichtig sind, oder ab wann Sie es sein werden, können Sie zum Beispiel Ihren Body-Mass-Index (BMI) ausrechnen. Er bewertet, ob Sie zu schwer sind für Ihre Größe[1]. Dem BMI ist es egal, ob Sie breit oder schmal gebaut sind, viel oder wenig Muskeln haben. Oder ob Ihnen ein Arm fehlt. Somit eignet er sich recht gut als Grundlage für ein beliebiges Gewichtsziel. Wenn Ihnen die Grenzwerte des BMI noch zu liberal erscheinen, können Sie natürlich eigene magische Grenzen für Übergewicht aufstellen. Stellen Sie sich eine altmodische, analoge Personenwaage vor. Markieren Sie im Geiste Ihre persönliche Gewichtsgrenze rot auf Ihrer Waage. Wenn Sie (noch) darunter liegen, machen Sie sich bewusst, dass auf der anderen Seite dieses Strichs unaussprechliches Grauen auf Sie wartet. Fettschürzen, Wabbelarme, Hängebäckchen. Ein vages panisches Gefühl zeigt Ihnen an, dass Sie es richtig machen. Wenn Sie den Sprung auf die übergewichtige Seite schon geschafft haben,

---

1 (Die Formel zur Berechnung des Body-Mass-Index lautet: Gewicht in Kilogramm / Größe in Metern2. Laut dem „BMI-Normalbereich" (18,5 bis 25 kg/m2) und Dreisatzrechnen darf z.B. ein Mensch der 1,70m groß ist maximal 72 kg wiegen.)

hadern Sie damit, wie weit Sie bereits vom Ideal entfernt sind. Es ist egal, wie gut es Ihnen mit Ihrem momentanen Gewicht geht. Wie gut kann es Ihnen schon gehen, wenn die Zahl auf der Waage nicht stimmt? Sich Sorgen zu machen, schadet Ihrem Übergewicht nicht. Im Gegenteil: nichts hilft besser gegen den morgendlichen Schreck beim Wiegen als ein doppeltes Frühstück.

Aufspeck-Profis überspringen den BMI und nutzen folgendes Abnehmmantra: „Xy Kilo ist mein Wohlfühlgewicht. Wenn ich das habe, fühle ich mich wieder wohl." Neben allen Vorteilen, die ein konkretes Abnehmziel mit sich bringt, hat diese Methode einen praktischen Zusatznutzen: Da es Ihnen ohnehin schlecht geht, solange Ihr Wunschgewicht nicht erreicht ist, brauchen Sie auch nichts anderes für Ihr Wohlbefinden zu tun. Solange Sie mit Ihrem Gewicht zuverlässig über der magischen Zahl liegen, brauchen Sie sich nichts Leckeres selbst zu kochen, sondern es reicht, jeweils das Nächstbeste zu essen. Sie brauchen Ihren Süßigkeitenkonsum nicht zu hinterfragen oder sich mit Ihren emotionalen Bedürfnissen zu beschäftigen. All diese Energie können Sie sich sparen, und weil gerade ohnehin alles egal ist, können Sie einfach ungebremst essen. Wenn Sie es also schaffen, Ihr ganzes Wohl und Wehe an eine Zahl auf Ihrer Waage zu hängen, erschaffen Sie einen Kreislauf aus Frust und Essen, der sich im Nu in neue Speckringe verwandelt.

Neben der Waage und dem BMI eignet sich natürlich auch jede andere Messmethode für das Festlegen von Angstgrenzen für Ihr Gewicht. Sie können Ihren Bauchumfang messen oder die Umfänge von Armen oder Oberschenkeln.

Ziele können auch bestimmte Kleidergrößen sein oder Sie nehmen sich berühmte Models als Vorbild. Mehrere Zielvorgaben gleichzeitig zu nutzen, potenziert die Wirkung sogar noch. Aber seien Sie unbesorgt: Sie werden davon, dass Sie sich selbst mit diesen Schlankheitszielen konfrontieren, nicht wirklich abnehmen. Sie stellen lediglich eine Brücke ins angestrebte Übergewicht dar. Aus Unglück darüber, dass Sie nicht genau das wiegen, was Sie wiegen sollten, schmälern Sie von ganz allein Ihre Kraft, eine Diät durchzuhalten. Darüber hinaus schaffen Sie sich damit endlose Anlässe zum Trostessen.

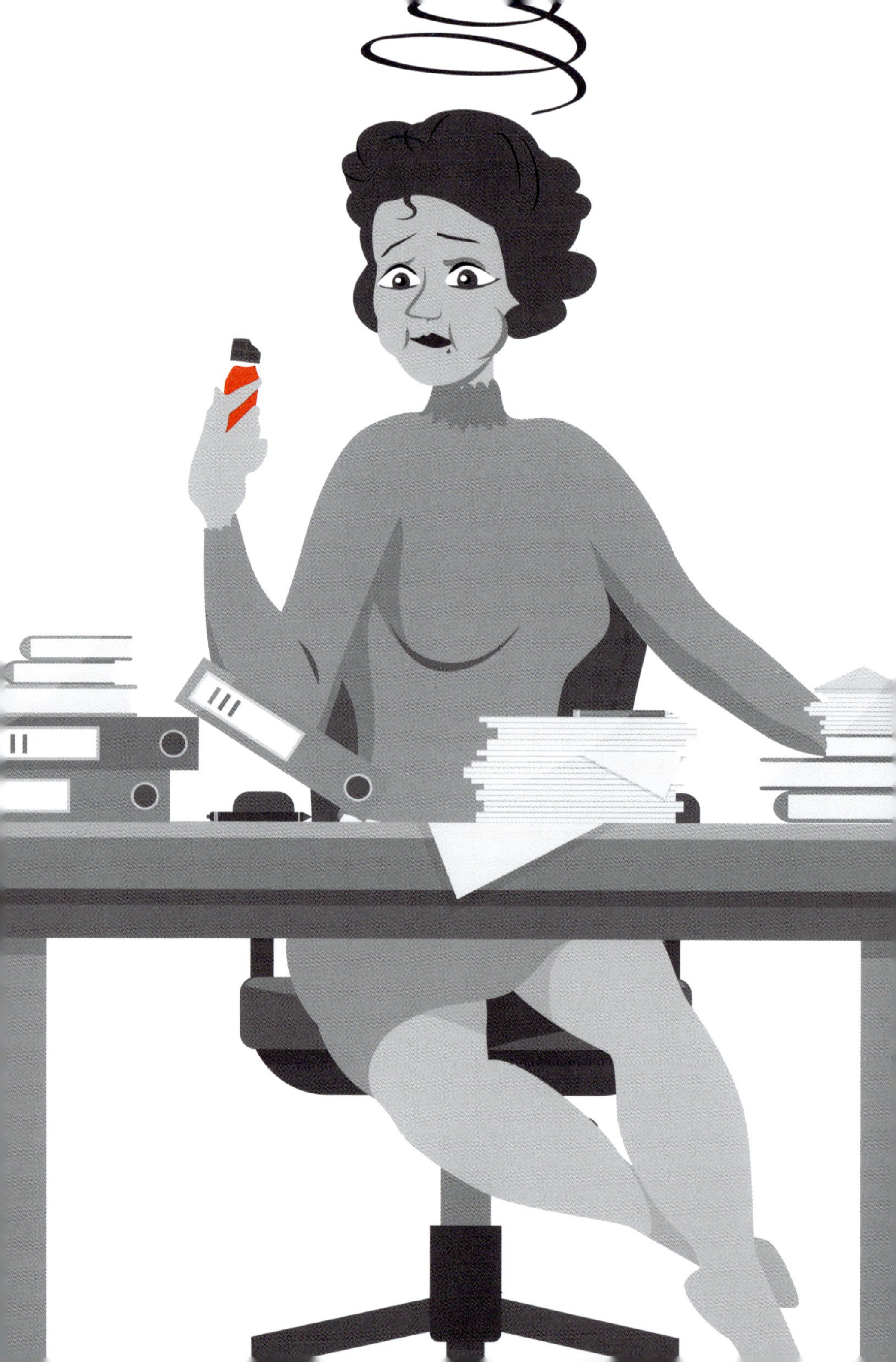

Mühelos dick mit Stress

Stress ist eine, wenn nicht DIE wesentliche Grundlage für Übergewicht. Sie kennen das vielleicht: In Ihrem Job ist ein größeres Projekt zu bewältigen, und an dessen Ende passen Sie plötzlich nicht mehr in Ihre Hosen. Oder Ihre etwas anstrengende Schwiegermutter kommt für drei Wochen zu Besuch und bemerkt zum Abschied spitz, Sie hätten ganz schön zugenommen. Das sind nur zwei von unzähligen, individuell ganz verschiedenen Beispielen, wie länger anhaltender Stress uns zunehmen lässt. Um den Effekt von chronischem Stress aufs Gewicht aktiv nutzen zu können, hilft es, die biologischen Abläufe dahinter zu verstehen.

Wenn Sie an eine kurzfristige Stresssituation, etwa eine Prüfung, denken, erinnern Sie sich vermutlich eher daran, dass Sie völlig Ihren Appetit verloren hatten und der Magen wie zugeschnürt war. So eine Reaktion ist zum Zunehmen natürlich erst einmal nicht hilfreich. Gleichzeitig erinnern Sie sich vielleicht auch den Heißhunger, den Sie verspürten, als die Prüfung vorbei war. In kurzfristigen Stresssituationen werden alle Ressourcen des Körpers dem Gehirn zur Verfügung gestellt, damit es die beste Lösung für die Problemsituation findet. Wenn der Stress nachlässt, fordert der Körper Nachschub an Energie – und Sie bekommen Hunger. Wenn die Stresssituation aber nicht schnell endet, brauchen wir eine Kompromisslösung, die Gehirn und Körper gleichermaßen versorgt, sonst würde es zu Auszehrung und Mangelsituationen im

Körper kommen. Um diese negativen Auswirkungen von langfristigem Stress zu verhindern, hat unser Gehirn die Möglichkeit, die Stressreaktion zu dämpfen. Dann fühlen wir uns trotz Stress weniger aufgeregt, und auch die Fähigkeit, Hunger zu empfinden, bleibt erhalten. Der Hunger wird sogar noch größer, denn der höhere Bedarf im Gehirn bleibt trotzdem bestehen. Hier kommt der Vorteil fürs Übergewicht ins Spiel: Bei dieser Kompromisslösung, bei der sowohl Gehirn als auch Körper ausreichend versorgt werden, ist ein Nebeneffekt, dass auch die Fettspeicher aufgefüllt werden. Gleichzeitig führt Stress dazu, dass unsere Fettreserven immer geschont werden, auch wenn wir einmal ganz wenig essen, z.B. bei einer Diät. Chronischer Stress sorgt also nicht nur mit Heißhungerattacken dafür, dass wir Fett zunehmen, sondern er verhindert auch noch aktiv, dass wir Fett abnehmen, selbst wenn wir es darauf anlegen: ein Rundum-sorglos-Paket für Übergewicht also.

Die Fähigkeit, aus Stress mühelos Fett zu machen, hat leider nicht jeder. Manche Menschen bleiben auch bei langen Stressphasen in dem Reaktionsmuster, bei dem sie wenig Hunger haben. Wer so auch auf langfristigen Stress reagiert, wird dabei immer dünner. Nicht nur, dass man so nur schwerlich jemals zu Übergewicht kommt, man wird dadurch auch weniger widerstandsfähig für schlechte Laune und Infekte. Meiner Theorie nach haben diese Menschen einfach noch nicht genug Stress. Oder sie kommen zwischen einzelnen stressigen Erlebnissen noch gelegentlich zur Ruhe. Sie bringen es irgendwie nicht fertig, dauerhaft angespannt zu sein. Vielleicht genießen sie auch die Herausforderungen des Lebens, anstatt sich ihrem Schicksal zu ergeben? Auch die Besiedelung unseres Darms hat eine starke Wirkung darauf, wie wir auf Stress reagieren und wie leicht wir Gewicht zulegen. Wenn Sie mit dem Zunehmen bei Stress Schwierigkeiten haben, ist Ihre Darmflora für Übergewicht vielleicht einfach falsch ausgeprägt. Wenn Sie zu dieser Gruppe Fettunfähiger gehören, die bei Stress keinen Bissen herunterbringen, geben Sie sich nicht auf. In diesem Buch finden Sie viele Ansätze, die Ihnen helfen, aus dem Thema Essen und Abnehmen genau den Stress zu schlagen, der Sie zum gewünschten Übergewicht führt. Natürlich gibt es darüber hinaus auch viele andere potente Stressauslöser, die Sie für sich nutzen können. Hier einige Anregungen:

- Mangelnder Schlaf ist ein zuverlässiger Dickmacher. Lassen Sie sich von Kaffee dabei unterstützen, tagsüber fahrig und nachts schlaflos zu sein.
- Ständige laute Geräusche zehren an den Nerven und heben das Stresspotenzial enorm an. Wenn Sie gerade keine Baustelle vor der Haustür haben, behelfen Sie sich mit wahllosem Radiogedudel, während Sie versuchen, sich auf etwas zu konzentrieren.
- Versuchen Sie, stets alles richtig und vor allem, es jedem recht zu machen. Nur wenig bringt den Stress so gut in Wallung wie Perfektionismus.

Diese kurze, durchaus unvollständige Liste ist natürlich keine ausreichende Anleitung für Ihren individuellen chronischen Stress. Werden Sie selbst kreativ, wie Sie sich das Leben am besten schwer machen und damit Ihren Speckgürtel vergrößern.

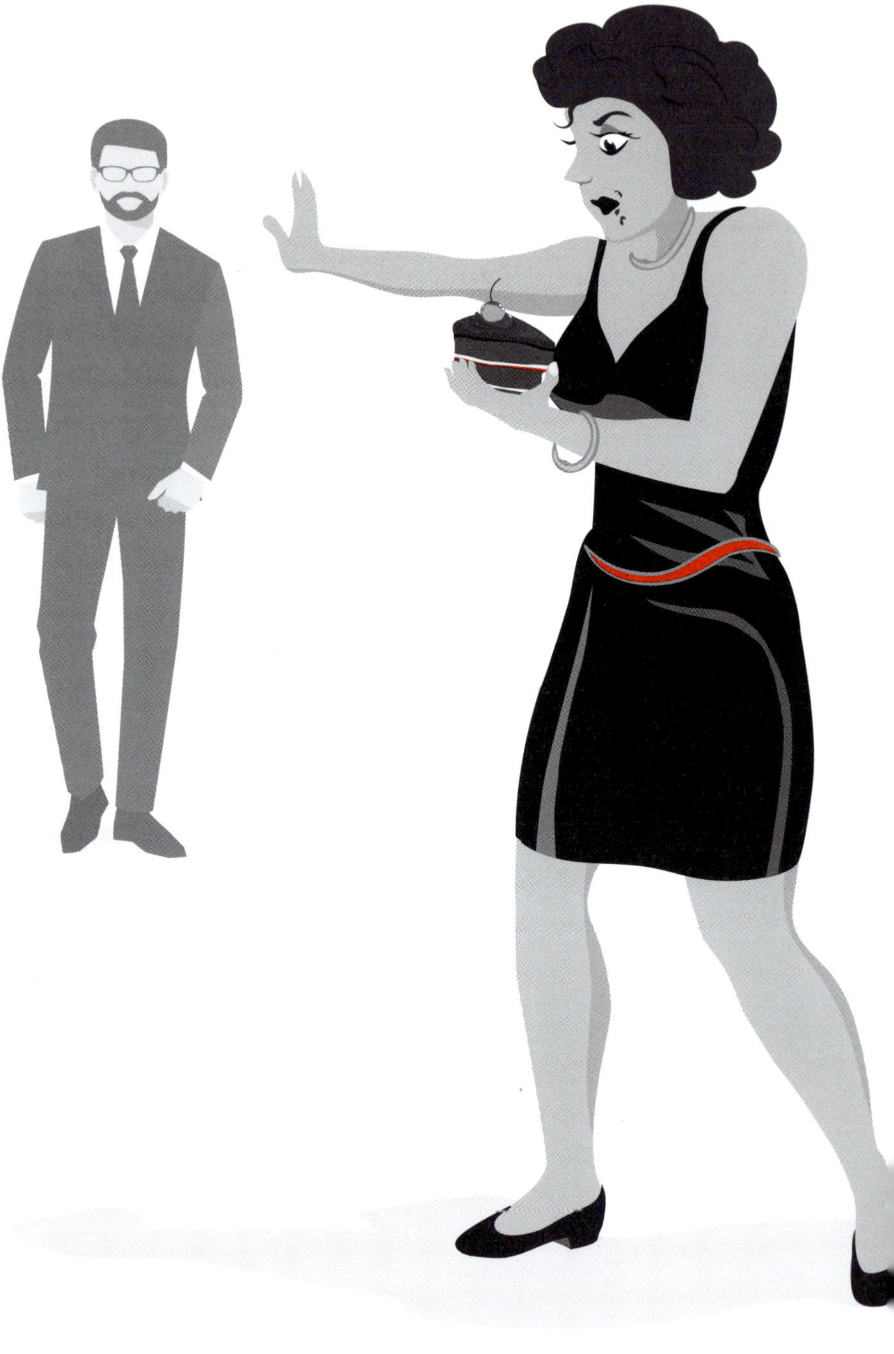

Ich will Schokolade!

Einen großen Wert für die Gewinnung von Übergewicht haben unsere Bedürfnisse. Sie sind Ausdruck dessen, was wir wollen und brauchen. Allerdings nutzen uns unsere Bedürfnissen zum Aufspecken nur, wenn sie nicht erfüllt werden. Die berühmte deutsche Schlagersängerin Trude Herr sang in den sechziger Sechzigerjahren von ihrem unerfüllten Wunsch: „Ich will keine Schokolade // Ich will lieber einen Mann". Ein Mann ist dabei eher nicht per se als Bedürfnis zu definieren. Aber Nähe, Austausch, Intimität, Sex oder Aufmerksamkeit sind Worte für Bedürfnisse, um die es der Sängerin in dem Lied wohl ging. Und Schokolade hat tatsächlich nur sehr begrenze Möglichkeiten, diese Bedürfnisse zu erfüllen. Andererseits hat Trude Herr im Laufe ihres Lebens so gute Fortschritte in Richtung Übergewicht gemacht, dass ich vermute, sie hat der Schokolade am Ende doch noch eine Chance gegeben.

Zum Glück für die Süßwarenindustrie und für unser Streben nach Übergewicht fällt es uns nicht immer leicht, unsere wahren Bedürfnisse so klar zu benennen, wie die erwähnte Schlagersängerin. Nicht so genau zu wissen, was man will, ist auch ungleich weniger anstrengend. Denn die Konsequenz aus der Kenntnis unserer Bedürfnisse wäre, sich selbst um deren Befriedigung zu kümmern. Und wer hat dafür schon Zeit? Unvorstellbar, dass Sie einfach Ihre Arbeit unterbrechen, nur weil Sie ein Bedürfnis nach Erholung verspüren. Da ist ein Keks die schnellere Lösung. Der bringt Ihnen einen kurzen Energieschub, und wenn das nicht reicht, nehmen Sie einfach nochmal einen. Oder stellen Sie sich vor, Sie brauchen Trost. Eine Käsepizza tröstet Sie zwar nicht, stellt aber auch keine dummen Fragen. Die Verdrängung unserer Bedürfnisse eröffnet uns die zeitsparende Möglichkeit, einfach jede innere Regung mit Essen zu beantworten. Mit nur wenig Übung kann jeder Anfänger lernen, die eigenen Bedürfnisse pauschal mit Essen zu befriedigen. Das heißt, befriedigt sind sie dann natürlich nicht. Sie bleiben uns als unendliche Quelle des Ess-Antriebs erhalten. Kaum etwas anderes verhilft uns so nachhaltig zu Übergewicht wie die Konditionierung, bei jedem Problem erst einmal etwas zu essen. Der Zusatznutzen dabei ist, dass Sie gar nicht mehr unterscheiden müssen, womit Ihnen Ihr Seelenleben auf die Nerven fällt. Wenn Sie zuverlässig jedes Bedürfnis mit Essen beantworten, wird alles leichter. Und Sie schwerer.

Aufspeck-Profis verbinden die dickmachenden Eigenschaften verdrängter Bedürfnisse mit dem Aufspeck-Effekt von Abnehmfehlern. Statt sich mit Essen von den eigenen Wünschen abzulenken, nutzen sie Diäten, um sich vor ihren Bedürfnissen zu drücken. Diese Technik setzt voraus, dass Sie sich vorsagen, dass in Ihrem Leben alles besser wird, wenn Sie abgenommen haben. Legen Sie all Ihre Hoffnung auf Anerkennung, Wertschätzung oder Aufmerksamkeit in eine schlankere Zukunft. Der Dreh für Ihr Übergewicht liegt in der Unmöglichkeit, diese Bedürfnisse durch Abnehmen zu befriedigen. Es kann schon sein, dass Sie für Ihre Mühe und Ihren Erfolg beim Diäthalten positive Aufmerksamkeit bekommen, aber dieser Effekt verfliegt nach einiger Zeit. Auch wenn Sie schlank sind, werden Sie immer wieder Momente erfahren, in denen

Sie nicht wahrgenommen oder wertgeschätzt werden. Der Grund für Ihre Diäten, nämlich die Unzufriedenheit, bleibt also erhalten, selbst wenn Sie tatsächlich abnehmen. Noch besser sind natürlich gescheiterte Abnehmversuche, weil Sie dabei nicht auch noch wertvolle Körpermasse verlieren. Das Scheitern unterstützt Sie in Ihrem Glauben, dass der Grund dafür, dass Ihre Bedürfnisse unerfüllt bleiben, allein an Ihrem Gewicht liegt. So motivieren Sie sich für weitere Diätversuche, die Ihnen zwar weiterhin nicht das geben, was Sie wollen, aber Ihnen zumindest prima beim Aufspecken helfen.

Die 20 besten Fehler beim Abnehmen

Sie kennen jetzt die grundlegenden Mechanismen, mit denen Sie zuverlässig Übergewicht erreichen. Damit stehen Ihnen alle Möglichkeiten offen, um den Aufspeck-Effekt effektiv zu nutzen und aus Diätversuchen wirkungsvoll Gewicht zu schlagen. Um Ihnen die Orientierung zu erleichtern, sind die 20 besten Abnehmfehler in vier Themenfelder gegliedert.

Die Fett-Überzeugung

Um den richtigen Schwung für Diätversuche zu bekommen, sollten Sie sich eine „Fett-Überzeugung" zulegen. Das bedeutet, Sie halten stur daran fest, dass Sie zu viel wiegen, egal was andere sagen. Damit Sie die notwendige Leidensfähigkeit für alle kommenden Maßnahmen aufbringen, müssen Sie davon überzeugt sein, dass Sie immer weiter zunehmen werden, wenn Sie ab jetzt nicht penibel auf Ihre Ernährung achten. Das Übergewicht folgt dann ohne weiteres Zutun mit dieser selbst erfüllenden Prophezeiung.

Erfolgreich scheitern

Wenn Sie von Ihrem bereits bestehenden und unweigerlich wachsenden Übergewicht überzeugt sind, sollten Sie für den Aufspeck-Effekt ein Gefühl des Mangels kultivieren. Das Geheimnis bei dieser Methode sind die scheinbaren Wahrheiten übers Abnehmen. Diese Ernährungsempfehlungen unterstützen Sie auf paradoxe Weise beim Zunehmen, weil Sie zum Ausgleich einfach mehr essen werden. Gleichzeitig lernen Sie, sich alles zu verleiden, was schmeckt. Denn nichts ist hinderlicher für Übergewicht als Genuss!

Kochen lassen

Natürlich ist Verzicht nicht die einzige Möglichkeit, mehr zu essen und zuzunehmen. Der direkte Weg über den Konsum funktioniert genauso gut! Denken Sie nur an die Riesenportionen, die viele Restaurants anbieten. Wem das zu teuer ist, der kann zu kaloriengespickten Fertigprodukten greifen. Auch Fast-Food-Restaurants eignen sich für eine drastische Erhöhung der Kalorienzufuhr. Kurz, alles was Sie nicht selbst kochen, unterstützt Sie in Ihrem Streben nach Übergewicht.

Einfach mehr essen

Fürs Aufspecken müssen Sie einfach mehr essen. Glücklicherweise gibt es in unserer modernen Welt an jeder Ecke etwas zu futtern. Dazu kombiniert sich ideal ein genetisches Programm, das eigentlich nur unser Überleben sichern soll. Es sorgt dafür, dass wir aus unserem Unterbewusstsein jedes Mal den Impuls bekommen zu essen, wann immer es etwas gibt. Die Vergangenheit lehrte unsere Gene nämlich, dass es nicht schaden kann, ein paar Fettpolster für schlechte Zeiten anzulegen. Lernen Sie diese unbewussten Essimpulse für Ihr Übergewicht zu nutzen.

Aktives Unglück

Emotionales Essen ist die Königsdisziplin für das Anlegen von Fettpolstern. Es bedeutet zu essen, obwohl eigentlich nicht körperlicher Hunger, sondern ein völlig anderes Bedürfnis sich gerade anmeldet. So ist wirklich jede Kalorie, die Sie auf diese Art zu sich nehmen, ein Plus auf Ihrem Speck-Konto. Der angenehme Nebeneffekt: Sie müssen sich nicht mehr mit Ihren Gefühlen und Bedürfnissen herumschlagen. Eine doppelt einfache Lösung für Ihr Übergewicht!

In jedem dieser Themenfelder finden Sie verschiedene Methoden, um den Aufspeck-Effekt zu verstärken. Aber alle Theorie ist grau. Damit Sie sich leichter vorstellen können, wie die Methoden angewendet werden, gibt es zu jedem Thema ein mitten aus dem Leben gegriffenes Fallbeispiel.

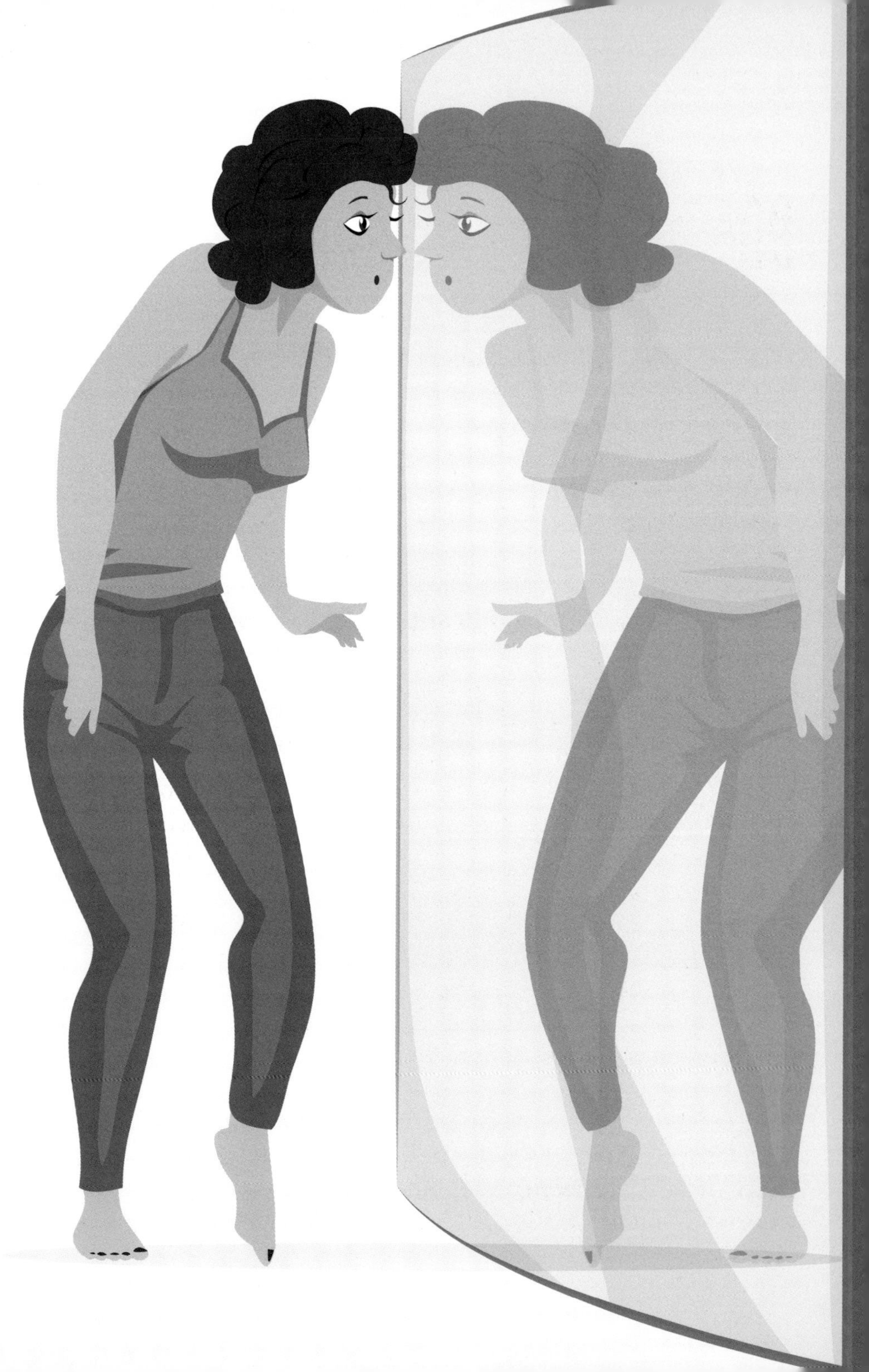

Die Fett-Überzeugung

Wie bei allen wichtigen Lebensveränderungen setzt auch beim Weg zu mehr Übergewicht der Erfolg die richtige innere Einstellung voraus. Versuchen Sie, Ihr Ziel zu visualisieren. Überzeugen Sie sich davon, dass Sie bereits zu dick sind und dass Sie unbegrenzt weiter zunehmen, wenn Sie so weitermachen wie bisher. Sagen Sie sich dieses Mantra bei jeder Gelegenheit, aber mindestens einmal täglich, mit sorgenvoller Miene auf: „Ich bin zu dick, und wenn ich nicht aufpasse, werde ich immer dicker." Das ist Ihre innerste „Fett-Überzeugung", mit der Sie sich den Mechanismus der selbsterfüllenden Prophezeiung zunutze machen. Das Herbeireden des Übergewichts wird drei (ge)wichtige Effekte haben: Zum einen glaubt unser Körper blind alles, was unser Kopf denkt und wird folglich für Gewichtszunahme sorgen. Zum anderen wird der gedankliche Fokus darauf, dass Sie Ihre Essgewohnheiten ändern müssen, Ihre Aufmerksamkeit zusätzlich auf das Essen lenken. Je stärker Sie also versuchen, weniger zu essen, desto hungriger werden Sie. Nicht zuletzt löst das ständige Grübeln über die Figur zudem Stress aus, der den Stoffwechsel auf „Fettansatz" umstellt. Es wäre also nicht übertrieben zu sagen, Übergewicht beginnt im Kopf.

Sabine ist unser erstes Fallbeispiel und eine Meisterin der Fett-Überzeugung. Sie hat sich über Jahre selbst versichert, dass sie unweigerlich übergewichtig werden wird, wenn sie nicht umgehend radikale Veränderungen in ihren Essgewohnheiten vornimmt. Mit dieser Einstellung hat Sie in wenigen Jahren über 15 Kilo angesammelt.

Sabine: verheiratet, 39 Jahre, 1,75 m, 87 kg

Sabine hat gelernt, an ihrer Überzeugung, zu dick zu sein, festzuhalten, egal was andere sagen. Ihr Mann Klaus wird nicht müde zu beteuern, dass er sie ganz wunderschön findet. Um sich von seinen Komplimenten nicht verunsichern zu lassen, fragt Sabine deshalb nach: „Findest du denn auch meine dicken Beine und meinen Cellulite-Hintern schön?". Da muss Klaus tatsächlich eine Sekunde lang zögern. Mehr braucht es nicht, um Sabines Überzeugungen wieder zu stärken.

Sie klagt ihr Leid meistens ihrer Schwester Madeleine. Die kann das gut verstehen, denn sie trägt noch einige Kilo mehr mit sich herum als Sabine. Deshalb will sie Sabine Mut machen:„Du siehst doch eh schlank aus, ich weiß gar nicht, was Du hast." Sabine hört gerne, wenn Madeleine ihr nette Dinge sagt, aber ernst nehmen wird sie die Meinung ihrer Schwester nicht. Es reicht ihr nicht, im Vergleich zu ihr gut auszusehen. Sie will endlich wirklich schlank sein.

Beim medizinischen Check-up spricht sie ihren Arzt, Dr. Galler, auf ihr Gewicht an. Er rechnet aus, dass Sabines Gewicht für ihr Alter im oberen Normalbereich liegt. „Aha", sagt Sabine „das heißt, medizinisch gesehen, bin ich eigentlich schon zu dick." Sie überhört geflissentlich alle beruhigenden und einschränkenden Anmerkungen ihres Arztes. Stattdessen hat sie das bestimmte Gefühl, Ärzte können sich einfach nicht richtig einfühlen. Zum Glück hat Dr. Galler noch Broschüren für verschiedene Ernährungsprogramme und Wundermittel zum Abnehmen auf Lager, die sie zufrieden mit nach Hause nimmt.

Es hängt also vieles davon ab, mit welcher geistigen Haltung Sie an Ihr Übergewicht herangehen. Die Fett-Überzeugung liefert die nötige innere Anspannung für immer neue Diäten und Ernährungsexperimente, die Ihnen Gelegenheit für Abnehmfehler geben und so Ihr Aufspecken fördern. In der Folge lernen Sie verschiedene, leicht in den Alltag integrierbare Gedankenexperimente kennen, die Ihnen helfen, sich von Ihrem Übergewicht zu überzeugen.

1. Glück und Gewicht

Nehmen wir uns einige Minuten Zeit, in denen wir innehalten und uns vorstellen, wie alles in unserem Leben von unserem Gewicht und unserer Figur abhängt: Attraktivität, Glück in der Liebe und Erfolg im Beruf. Wer hat da nicht auf dem einen oder anderen Feld noch Defizite? Schönheit, Erfolg und Wertschätzung werden in unserer Gesellschaft mit Schlanksein assoziiert. Wenn sich auf einem der Felder nicht der gewünschte Erfolg einstellen will – voilà! – muss das im Umkehrschluss heißen: Sie sind bereits zu dick!

Carlos, verheiratet, 44 Jahre, 1,72 m, 89 kg

Carlos schaut sich gerne die Fotos aus seiner Jugend an. Gerade, wenn das Leben einmal nicht so nett zu ihm ist, kramt er die alten Alben hervor und schwelgt in Erinnerungen. Er hat in seiner Jugend Tennis gespielt und konnte essen wie ein Scheunendrescher. Einen Pokal nach dem anderen hat er damals geholt. Heute hat er etwas Wohlstandsspeck angesetzt, einen guten Job und eine Familie. Aber ihm fehlen die bewundernden Blicke, die ihm die Frauen früher zugeworfen haben.

Carlos arbeitet von zu Hause aus und ist auch fürs Kochen zuständig. Als seine Frau an diesem Abend nach Hause kommt, findet sie ihren Mann zwischen fettreduzierter Sahne und ölfreiem Salatdressing hantieren. „Ich finde es ja im Prinzip gut, dass du gesund kochen willst, aber meinst du nicht, du übertreibst?“ , fragt sie lachend. Carlos findet das gar nicht komisch: „Ich versuche ja nur, wieder attraktiver zu werden. Das sollte doch eigentlich auch in deinem Interesse sein!“

In den nächsten Wochen fällt Carlos immer öfter auf, dass er wegen seines Aussehens verunsichert ist. Als Ausgleich knobelt er immer kompliziertere Diätpläne aus, um seinem Ideal wieder näherzukommen. Für seine Frau hat er ein Foto ihrer Hochzeit an den Kühlschrank gehängt. Darauf sieht Carlos schlank, schick und glücklich aus. „Damals hast du mich noch ernst genommen“, erklärt er auf die irritierte Nachfrage seiner Frau. „Vielleicht bekomme ich ja wieder mehr Respekt von dir, wenn ich wieder schlank bin!“

Für die Überzeugung, dass ein kausaler Zusammenhang bestehen muss zwischen Glück und Gewicht, hilft uns die menschliche Eigenschaft, die Vergangenheit zu verklären.

Wir vergessen schlicht, dass es früher auch schlechte Zeiten gab, ganz egal, wie viel wir damals gewogen haben. Es sieht rückblickend so aus, als wäre früher alles besser gewesen. Von dort ist es nur noch ein kleiner gedanklicher Sprung zu der Idee, dass wir nur abnehmen müssen, um in diese schöneren Zeiten zurückkehren zu können.

Umso härter müsste uns die Überraschung treffen, wenn wir tatsächlich abnehmen. Unsere Probleme schmelzen nämlich erfahrungsgemäß nicht mit den Fettpolstern dahin. Für dieses Problem hat unsere Psyche glücklicherweise auch einen Ausweg gefunden: Wenn wir schlanker werden und trotzdem nicht glücklich, muss das folglich heißen, wir sind noch nicht schlank genug. Das stärkt Ihre Fett-Überzeugung und erhält Ihre Motivation für zukünftige Abnehmversuche.

Faktencheck:
Jeder sucht einen leichten Weg zum Glück. Und genau das versprechen wir uns von Diäten. Wir denken, dass wir durch den Gewichtsverlust all das bekommen, was uns glücklich macht: Aufmerksamkeit, Liebe oder Respekt. Fakt ist: Durch Gewichtsverlust werden Sie leichter, sonst nichts. Liebe und Respekt ernten Sie, indem Sie sich selbst und andere mit Liebe und Respekt behandeln.

2. Sie sind einzigartig und allein

In der Vergangenheit zu wühlen, kann uns Erstaunliches über uns selbst offenbaren und über unser Übergewicht. Was ist alles schiefgelaufen, dass wir so dick geworden sind und dass wir es so schwer haben abzunehmen? Was immer es auch war, das Ihr Leben in diese Richtung gelenkt hat, es liegt in der Vergangenheit und entzieht sich dadurch völlig Ihrer Kontrolle. Halten Sie sich an dieser Erkenntnis fest. Unsere Fett-Überzeugung profitiert immens von der Annahme, dass wir Opfer der Umstände sind und nichts dagegen machen können.

Azra, Single, 29 Jahre, 1,66 m, 140 kg

Azra ist schon auf einem Profi-Level für Übergewicht. Sie weiß alles über Ernährung und Kalorien und kann bei jedem Happen vorhersagen, wie er sich auf die Hüften schlagen wird. Sie ist sicher, dass sie die Kilo der letzten Jahre nicht allein ihrem persönlichen Einsatz zu verdanken hat. Sie hat sich schlau gemacht, was bei ihr schiefgelaufen ist, dass sie einfach nicht abnimmt.

Sie sieht den Hauptgrund für ihr Übergewicht darin, dass ihre Mutter sie als Baby nicht gestillt hat . „Außerdem hast du mir diese dickmachenden Gene vererbt!“, wirft Azra ihrer Mutter vor, dic eine ähnliche Figur hat. „Wir haben in unserer Familie eben einen langsamen Stoffwechsel“, meint die Mutter entschuldigend, „und schwere Knochen.“ Azra kaut nachdenklich auf einem Reiskeks herum. Wenn das Problem in ihren Genen steckt, kann Sie dagegen ja gar nichts machen! Dann helfen ja alle Reiskekse nichts.

Azras Abnehmversuche enden meist mit solchen oder ähnlichen Überlegungen. Neidisch schaut sie auf Kolleginnen, die anscheinend essen können, was sie wollen, ohne zuzunehmen. Andere nehmen sich einfach vor, einige Zeit keine Süßigkeiten zu essen und verlieren mühelos ein paar Kilo. „Warum bin ich die Einzige, die kein Gewicht verlieren kann?“, fragt sie sich verzweifelt.

Damit verfolgt Azra einen wichtigen mentalen Ansatz für das Scheitern von Diäten und den damit verbundenen Aufspeck-Effekt. Machen Sie sich bewusst, dass Sie mit einer außergewöhnlichen Begabung zum Übergewicht geboren wurden, die Sie von allen anderen Menschen unterscheidet. Denken Sie daran: Ihr Fall ist ein ganz besonderer und nicht mit anderen vergleichbar. Lassen Sie sich gelegentlich auf eine der Diäten ein, mit denen Ihre Bekannten so tolle Erfolge erzielen. Tun Sie es allerdings in der sicheren Gewissheit, dass sie bei Ihnen ohnehin nicht anschlagen wird. Die innere Überzeugung, dass es schiefgehen wird, hilft Ihnen, die Regeln der Diät möglichst halbherzig zu befolgen und damit die Wirkung der selbsterfüllenden Prophezeiung zu nutzen. Am Ende des gescheiterten Diätversuchs sind Sie umso mehr von der Einzigartigkeit Ihres Gewichtsproblems überzeugt. Halten Sie Ausschau nach Gründen für das Übergewicht, die sich Ihrem Einfluss entziehen. Machen Sie sich klar, dass das Universum Ihnen unüberwindliche Steine in den Weg gelegt hat, so dass Sie lediglich ein Spielball der dickmachenden Umstände sind. So verhindern Sie, dass Sie Zutrauen in Ihre eigenen Fähigkeiten bekommen und dass Ihre Fett-Überzeugung ins Wanken gerät.

Faktencheck:
Niemand übernimmt gerne Verantwortung für sich selbst. Die vielen Möglichkeiten, die wir haben, um unser Leben zu gestalten, können bisweilen schon einschüchternd wirken. Indem wir bestimmte Umstände als unveränderlich einstufen, schränken wir die Anzahl der Möglichkeiten ein. Das kann sehr beruhigend sein. Fakt ist: Sie haben immer eine Wahl und immer die Möglichkeit, Ihr Leben zu verbessern. Eine Diät wird Ihnen dabei jedoch nicht helfen.

3. Der Blick über den Speckrand

Nicht jeder Aufspeck-Willige hat von Anfang an ein handfestes Übergewicht vorzuweisen. Wer von einem eher niedrigen Gewichtsniveau in Richtung Übergewicht startet, hat anfangs vielleicht Schwierigkeiten mit seiner Fett-Überzeugung. Wenn Sie also schlank sind, machen Sie sich nichts daraus. Auch für Sie findet sich eine Möglichkeit, sich als unnormal dick zu betrachten. Für die Fett-Überzeugung nutzen wir die menschliche Neigung, uns zu vergleichen. Der Erfolg dieser Methode liegt darin, dass es statistisch immer jemanden gibt, der oder die schlanker ist als Sie, einen schöneren Po hat, weniger abstehende Ohren oder weniger knubblige Knie. Daraus können Sie die nötige Motivation für eine Diät ziehen, selbst wenn Sie noch nicht übergewichtig sind. Der Aufspeck-Effekt aus den resultierenden weiteren Abnehmfehlern sorgt dann dafür, dass Sie es bald sein werden.

Die Herausforderung beim Vergleichen besteht darin, die eigene Wahrnehmung für diese statistischen Abweichler zu schulen, die schöner und attraktiver sind als Sie selbst. Wenn Sie zum Beispiel unter Ihren ausladenden Hüften leiden, empfiehlt es sich, immer auf genau die Personen zu achten, die mit diesem Makel nicht zu kämpfen haben. Bitte lassen Sie sich dabei nicht davon ablenken, dass diese schmalhüftigen Mitmenschen eventuell eine Rübennase oder sonst einen Schönheitsfehler mit sich herumtragen. Wichtig ist die Erkenntnis, dass alle anderen offenbar schmalere Hüften haben als Sie selbst und Sie folglich nicht normal gebaut sind. Sehen Sie der Tatsache ins Auge, Sie sind ein Freak! Und die logische Konsequenz daraus sollte sein: Sie müssen dringend abnehmen!

Profis nutzen diese Methode mit jeder beliebigen körperlichen, psychischen und sozialen Eigenschaft. Wann immer Sie drohen zu zufrieden mit sich zu werden, halten Sie Ausschau nach jemandem, der oder die besser aussieht, intelligenter oder erfolgreicher ist. Nichts hilft besser dabei, sich dick, faul und wertlos zu fühlen, als sich zu vergleichen. Aber Achtung: Behalten Sie Ihre vergleichenden Beobachtungen für sich! Es ist nicht auszuschließen, dass es anderen Menschen genauso geht wie Ihnen. Vielleicht pflegen sogar Menschen, die Sie selbst für perfekt halten, ganz ähnliche Komplexe. Wenn Sie darüber ins Gespräch kämen, könnte sich die ganze mühsam aufgebaute Wahrheit über Ihre bedauernswerte

Einzigartigkeit in Luft auflösen. Jeder Grund zum Selbstzweifel wäre dahin und damit auch die Basis für emotionalen Stress. Der Teufelskreis aus Heißhunger und Diäten und deren ganzer Nutzen für den Aufspeck-Effekt käme zum Erliegen!

Um diese Gefahr einer Unterbrechung der Übergewichts-Spirale zu minimieren, sollten Sie sich auch mit Menschen außerhalb Ihres direkten Umfeldes vergleichen. Prominente eignen sich dafür ganz hervorragend. Mit den Darstellungen ihrer makellosen Gesichter, gebändigten Haare und schmalen Figuren sollte es sogar der selbstbewusstesten Person gelingen, ins Grübeln über die eigenen Imperfektion zu geraten.

Jasmin, in einer Beziehung, 29, 1,69 m, 69 kg

Jasmin hat schon durchschaut, dass nicht jede Person in Ihrem Umfeld schlanker ist als sie selbst. Sie möchte sich auch gar nicht mit Ihren Nachbarinnen oder Kolleginnen vergleichen. Jasmin hat höhere Ziele! Sie forscht in Starmagazinen und Klatschblättern, wie die Schönen und Reichen aussehen und was die dafür alles tun. Sie probiert fleißig jede Diät, die dem Erfolg überschlanker Models und Schauspielerinnen zugrunde liegen soll.

„So möchte ich aussehen!", seufzt Jasmin bei einem Treffen mit ihrer besten Freundin Ulrike und deutet auf eins der stark retuschierten Bilder in einem Hochglanzmagazin. Das Foto zeigt eine blonde, langhaarige Frau, die etwa 1,80 groß ist und nur aus Beinen zu bestehen scheint. Ulrike schaut prüfend auf die natürlichen Kurven ihrer

Freundin. Sie versucht, Jasmin zu beschwichtigen: „Du weißt doch, dass an denen nichts echt ist." Aber Jasmin lässt sich davon nicht beeindrucken. „In Hollywood haben sie eine neue Fett-weg-Pille erfunden. Die nimmt dort gerade jeder," berichtet sie begeistert.

Ulrike kennt ihre Freundin gut genug um zu wissen, dass sie hier mit vernünftigen Argumenten nicht weiterkommt. Zu oft hat sie vergeblich versucht, Jasmin zu vermitteln, dass auch Stars und Models Fehler haben. Aber wann ergibt sich schon mal eine Gelegenheit, sich davon selbst zu überzeugen? So schwärmt Jasmin weiter von ihren Idolen und eifert deren unerreichbaren Idealmaßen nach.

Faktencheck:
Der einfachste Weg ins Unglück ist, sich mit anderen zu vergleichen. Egal wie viel Sie abnehmen, es wird immer jemanden geben, der oder die schlanker ist. Wenn wir unsere Aufmerksamkeit darauf richten, worin andere besser sind als wir selbst, treten alle unsere Stärken in den Hintergrund und unsere Schwächen erscheinen unüberwindbar. Fakt ist: Der Erfolg oder Misserfolg anderer hat nichts, aber auch gar nichts, mit uns zu tun.

4. Ideale und Ziele

Eine weitere, sehr einfache und effektive Hilfe, um sich richtig dick zu fühlen, ist die Definition von konkreten Zielen und Idealen zum Abnehmen. Ein klassisches Ziel ist zum Beispiel, wieder in ein bestimmtes Kleidungsstück passen zu wollen. Carlos, der sich, wie beschrieben, gerne mit der Vergangenheit beschäftigt, hat sich sein altes Tennistrikot aufbewahrt. Er zieht es in schöner Regelmäßigkeit hervor, um sich davon zu überzeugen, dass er immer noch nicht wieder hineinpasst. Diese Gewohnheit unterstützt seine Fett-Überzeugung oft für Wochen.

Fortgeschrittenere Zunehmer kaufen sich ihre Kleidung gleich mindestens eine Nummer kleiner, als sie sie benötigen. Probieren Sie das gleich beim nächsten Shopping aus. Die Idee dahinter ist, dass die Aussicht auf ein schickes Designerstück Sie zum Abnehmen motivieren soll. Keine Sorge, Sie nehmen nicht ab, der Aufspeck-Effekt ist stärker. Denn das Wissen darum, dass Sie in die schönen Klamotten nicht hineinpassen, unterstützt Sie in Ihrer Fett-Überzeugung unabhängig von Ihrer tatsächlichen Figur. Darüber hinaus werden die teuren Kleidungsstücke geschont, weil sie ungenutzt im Schrank hängen bleiben. Doch auch ohne die Hilfe von zu engen Blusen und zu knappen Hosen können Sie an Ihrem negativen Körperbild arbeiten.

Corinna, in einer Beziehung, 36 Jahre, 1,71 m, 78 kg

Regelmäßig inspiziert Corinna ihren Körper genau, um festzustellen, an welchen Stellen das Übergewicht schon am besten ausgeprägt ist. Sie schaltet dafür alle Lampen im Schlafzimmer an und stellt sich nackt vor den großen Ankleidespiegel.

Dabei murmelt sie „oje oje“ vor sich hin oder auch „das wird ja immer schlimmer!“ während sie an einer Bauchfalte zupft oder mit den Händen die Schenkel drückt, um die Dellen der Cellulite besser zu sehen. Sie wackelt mit den Armen, um ihr „Winkfett“ zu begutachten und probiert, wie stark sie ihr Kinn heranziehen muss für ein Doppelkinn.

Ihr Fazit lautet: Sie ist einfach zu fett, und nichts an ihr ist schön. Und was doch schön an ihr sein könnte (sie mag ihre Hände und ihren Bauchnabel), wird von den fetten Körperteilen zunichte gemacht. Natürlich bereiten diese Inspektionen Corinna keinen Spaß. Anschließend schlüpft sie in eine ausgebeulte Jogginghose und ein altes T-Shirt, weil sie sich sagt, dass es bei ihrer Figur auch schon egal ist, was sie trägt. Der Ankleidespiegel verschwindet danach erst mal für eine ganze Weile hinter dem Vorhang.

Anders als Jasmin aus dem letzten Kapitel hat Corinna keine ganz genaue Vorstellung davon, wie sie aussehen sollte. Sie weiß nur, dass sie so wie sie ist, zu dick ist. Der Vorteil dieser Methode besteht darin, dass es egal ist, wie gut oder schlecht Sie im Vergleich mit anderen aussehen. Im richtigen Licht betrachtet, lässt sich an Jedem ein Makel erkennen. Es ist alles ein Frage des Blickwinkels. Wie Corinna werden Sie möglicherweise bemerken, dass regelmäßige Selbstuntersuchungen und das entsprechende negative Fazit Sie unter emotionalen Stress setzen. Sie sind danach womöglich deprimiert oder traurig. Dieser Effekt ist gewollt, denn wie wir uns erinnern, macht Stress hungrig und unterstützt den Stoffwechsel bei der Fetteinlagerung. Je kritischer Sie also mit sich umgehen, desto mehr Speck haben Sie bei zukünftigen Inspektionen vorzuweisen.

Wichtig dabei ist, sich nicht mit dem Gesamteindruck Ihrer Figur aufzuhalten. Es ist für Ungeübte gar nicht so einfach, sich als Ganzes nicht doch irgendwie schön zu finden, denn der menschliche ist Körper von Natur aus ein Wunder. Unsere Beine zum Beispiel tragen uns überall hin, wohin wir wollen, egal ob sie dick oder dünn sind. Unser Bauch, egal wie weit er über den Hosenbund ragt, beherbergt und schützt unsere Organe, die rund um die Uhr dafür sorgen, dass wir fit und leistungsfähig bleiben. Wenn Sie sich das klar machen, könnten Sie versehentlich anfangen, sich wohlwollend zu betrachten. Damit verlöre Ihre Fett-Überzeugung jede Grundlage und Ihr Übergewicht geriete in Gefahr! Versuchen Sie stattdessen, jedes Körperteil einzeln und von allen Seiten kritisch zu analysieren. Wenn Sie bisher nicht viel an sich auszusetzen hatten, stellen Sie sich einfach vor, wie selbst kleine Pölsterchen unweigerlich zu Fettringen auswachsen werden, wenn Sie nicht aufpassen.

Faktencheck:
Was Aufmerksamkeit bekommt, das wächst. Wenn wir unseren Fokus auf unseren zu breiten Hintern legen, wird uns dieses Problem immer größer vorkommen. Wir sind frustriert und gestresst und essen dadurch mehr. Und dann wächst der Hintern auch noch physisch. Fakt ist: Wir können vielleicht nicht gleich etwas daran ändern, wie wir aussehen, aber wir haben es in der Hand, wie wir mit uns selbst umgehen.

5. Wiegen, wiegen, wiegen

Sich täglich zu wiegen, ist ein geradezu klassischer Abnehmfehler. Der regelmäßige Gang auf die Waage kann nachhaltig dafür sorgen, dass wir uns zu dick fühlen und stärkt unsere Fett-Überzeugung. Wie bei der zu engen Kleidung ist es äußerst wichtig, den Fokus darauf zu legen, wie weit wir von unserem Ziel noch entfernt sind und uns keinesfalls auf kleinen „Abnehmerfolgen" auszuruhen. Machen Sie nicht den Anfängerfehler, kleine Schwankungen in Ihrem Gewicht zu unterschätzen. Vielmehr sollten Sie sich klarmachen, dass es sich bei 100g plus oder minus um ernstzunehmenden Fettzuwachs bzw. -verlust handelt. Lassen Sie für diese Sichtweise den Einfluss anderer Faktoren auf Ihr Gewicht, wie z.B. Ihren Wasserhaushalt, ebenso außer Acht wie hormonelle Veränderungen.

Claudia, Single, 49 Jahre, 1,65 m, 77 kg

Claudia ist eine erfolgreiche Geschäftsfrau und kann gut mit Zahlen umgehen. Auch bei ihren Abnehmversuchen verlässt sie sich auf messbare Ergebnisse. Deshalb wiegt sie sich jeden Tag. Damit die Messungen vergleichbar sind, folgt Sie dabei einem festen Ritual. So kann Sie schon kleinste Veränderungen in Ihrem Gewicht nachverfolgen. Jeden Morgen steigt Claudia auf ihre Waage. Um das Ergebnis nicht zu verfälschen, nimmt sie die Messung ohne Kleidung vor, nach dem Toilettenbesuch, aber vor dem Kaffee. Sie trägt das Ergebnis in kleines Heftchen ein. „200 Gramm mehr als gestern!", stöhnt Claudia angesichts des aktuellen Ergebnisses. „Das müssen die

Erdnüsse gewesen sein, die ich am Abend gegessen habe! Ich wusste, das hätte ich nicht machen sollen!“

Claudia hat sich natürlich ein Zielgewicht gesetzt, und berechnet nach jeder Messung, wie weit sie davon noch entfernt ist. Ob sie an einem Tag zufrieden oder geknickt aus dem Haus geht, hängt allein von diesem Ergebnis ab. Es würde ihr trotzdem nicht im Traum einfallen, das Wiegen aufzugeben, schließlich muss sie genau wissen, ob sie zu- oder abgenommen hat.

Um beim Wiegen konsequent zu bleiben und damit Ihre gesamte Übergewichtsmission nicht zu gefährden, ist etwas Kontrollzwang auf jeden Fall hilfreich. Fortgeschrittene Zunehmer, wie Claudia, führen jedes Gramm, um das sich ihr Gewicht verändert, direkt auf das zurück, was sie kurz zuvor gegessen haben. Es ist zwar nicht zutreffend, dass sich die Kalorien der Ernährungssünden vom Abend am nächsten Morgen eins zu eins auf Ihren Hüften finden. Aber die Angst davor setzt Ihren Stoffwechsel ausreichend unter Druck, so dass er zur Sicherheit tatsächlich Reserven anlegen wird.

Doch auch, wenn die Waage einmal anzeigt, dass Sie Gewicht verloren haben, ist das keine wirkliche Gefahr für Ihr Übergewicht. Machen Sie sich einfach bewusst, dass dieser „Erfolg“ reiner Zufall und äußerst fragil ist. Sie können schließlich nicht wissen, welcher Laune des Schicksals Sie dieses Ergebnis verdanken. Neigen Sie dazu, im Urlaub etwas abzunehmen? Hatten Sie in letzter Zeit weniger Gelegenheit zu essen? Was es auch ist, diese „Glückssträhne“ wird enden. Wer jede Gewichtsabnahme zuverlässig ins Gegenteil verkehren will, sollte jetzt schon mit Grauen an den Tag denken, an dem die Waage wieder in die andere Richtung ausschlagen wird. So wird aus jedem „Abnehmerfolg“ die Vorstufe einer unausweichlichen Gewichtszunahme. Im Zusammenwirken von selbsterfüllender Prophezeiung und emotionalem Stress wird so der Aufspeck-Effekt wieder gestärkt.

Aufspeck-Profis werfen hier völlig zurecht ein, dass das reine Gewicht ja noch nichts über die Fettleibigkeit aussagt. Man kann schließlich auch aufgrund von Muskeln schwer sein oder eben viel Wasser einlagern. Ihnen sei die sogenannte „Fettwaage“ empfohlen. Sie schickt ganz leichte Elektroströme durch den Körper und errechnet aus dem resultierenden elektrischen Widerstand die Körperfettmasse. Zumindest näherungsweise. Selbst wenn Sie jetzt an Gewicht abnehmen, können Sie überprüfen, ob es überhaupt Fett war, das Sie verloren haben. Wenn Ihre Fettmasse gleich geblieben ist, können Sie nach Herzenslust enttäuscht sein und der dickmachende Effekt des Wiegens ist wieder hergestellt.

Sie können die Vorzüge des Wiegens für Ihr Übergewicht auch auf jeder beliebigen anderen Waage als der eigenen genießen. Das hat den charmanten Vorteil, dass Sie wahlweise die Genauigkeit der betreffenden Waage in Frage stellen können, wenn sie zu wenig anzeigt. Oder, wenn sie mehr anzeigt als Ihr heimisches Gerät, können Sie erschrockene Rückschlüsse auf das wahre Ausmaß Ihres Übergewichts ziehen, das Ihre eigene Waage Ihnen bisher nicht enthüllt hat. Sie müssen sich noch nicht einmal täglich auf eine Waage stellen, um sich durch Wiegen zuverlässig zu dick zu fühlen. Es reicht, wenn Sie vor jeder gelegentlichen Messung annehmen, dass Sie bestimmt weniger wiegen als beim letzten Mal. Das wird so gut wie nie der Fall sein. Der Unterschied zwischen Erwartung und Realität gibt Ihnen ein sehr starken Impuls, zu dick zu sein. Davon werden Sie wieder eine ganze Weile zehren können, um weitere wichtige Schritte in Richtung Übergewicht durch Diäten anzugehen

Faktencheck:
Die Waage sagt etwas über unsere Masse aus, aber nicht wie gutaussehend oder gesund diese Masse ist. Die unzutreffende Gleichung ‚leichter = besser' führt zu einer zwanghaften Beschäftigung mit der Zahl auf der Waage. Fakt ist: Beim Abnehmen verlieren wir immer auch Muskelmasse. Das sieht zwar auf der Waage und bei den Kleidergrößen erst mal ganz gut aus, lässt uns hinterher aber umso schneller wieder zunehmen.

ERFOLGREICH SCHEITERN

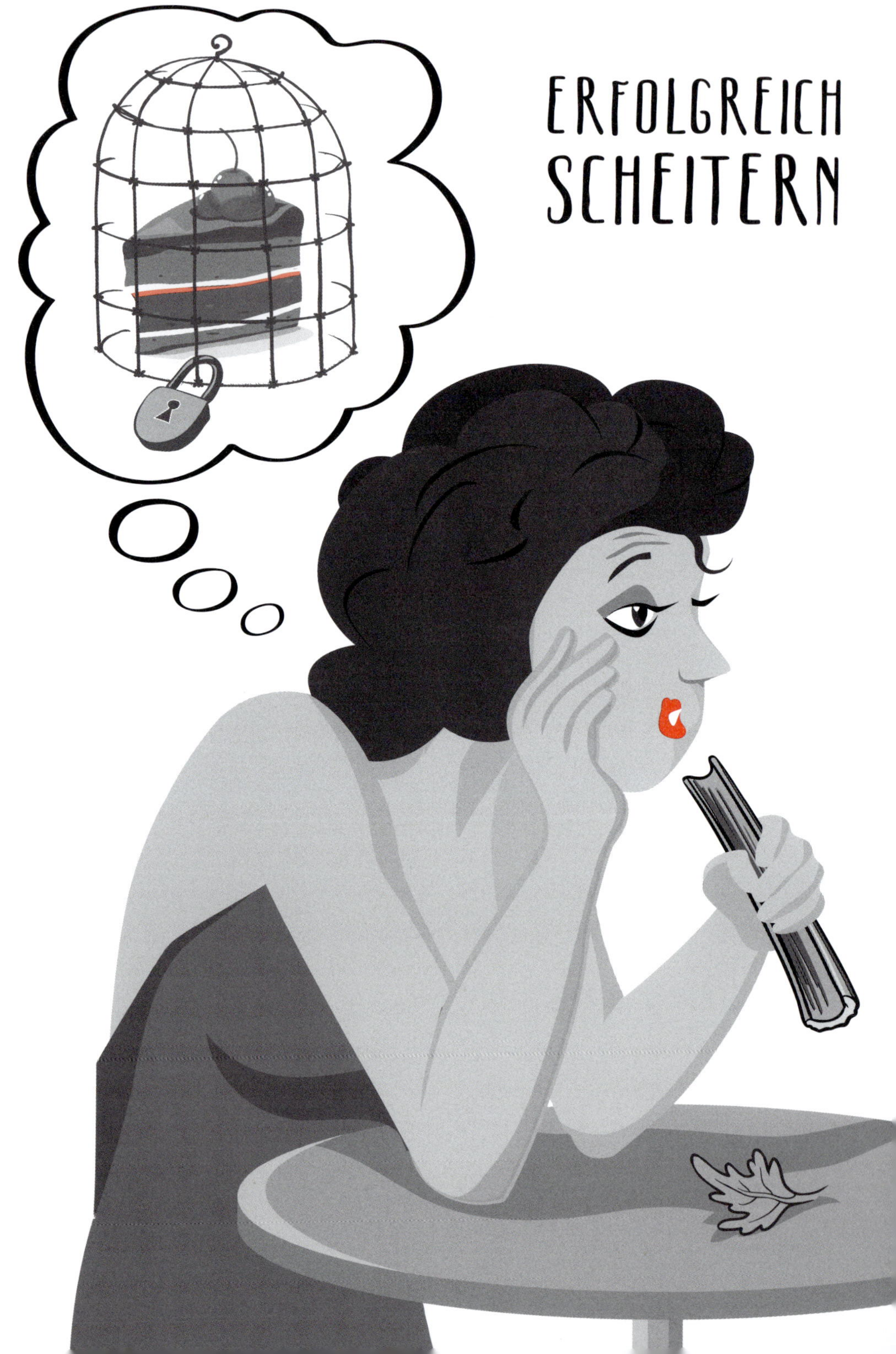

Erfolgreich scheitern

Unsere Fett-Überzeugung gibt uns den nötigen Schubser, um uns in Abnehmprogramme zu stürzen. Damit wir uns aber nicht nur dick fühlen, sondern auch dick werden, müssen wir weitere gute Abnehmfehler begehen. Ein hervorragender Einstieg ist, besonders enthusiastisch und diszipliniert an eine Diät heranzugehen und die Regeln buchstabengenau zu befolgen. Je weniger die Vorgaben zu Ihrem Leben und zu Ihren Essvorlieben passen, umso besser. Der Dreh für Ihr Übergewicht liegt nämlich nicht im Durchhalten der Maßnahme, sondern im Scheitern.

Steven, in einer Beziehung, 52 Jahre, 1,88 m, 118 kg

Steven ist ein wahrer Abnehmprofi. In den letzten 15 Jahren hat er mit 14 verschiedenen Ernährungsprogrammen insgesamt 152 Kilo ab und wieder zugenommen. Sein Gewicht pendelte dabei etwa zwischen 90 und 130 Kilogramm. Steven ist am Anfang jeder neuen Diät extrem diszipliniert, ganz egal, wie sehr er sich quälen muss.

Sein Partner Paul hat davon langsam die Nase voll. Natürlich wünscht er sich für Steven, dass er gesund ist und gut aussieht. Aber die ständige Jammerei zehrt an Pauls Nerven. Schon beim Frühstück hört er von Steven: „Ich wünschte, ich dürfte ein Croissant essen, aber Kohlenhydrate gehen erst wieder in acht Wochen. Ich weiß noch gar nicht, wie ich das durchhalten soll!“ Was Paul am meisten zu schaffen macht, ist, dass Steven die Disziplin für seine krassen Abnehmprogramme gewöhnlich nicht lange durchhält. Und das gerade verlorene Gewicht ist ebenso schnell wieder zurück auf seinen Hüften.

Steven sieht die Schuld dafür bei sich. Er wünschte, er wäre nicht so schwach und verfressen. Dass er es wochen- und monatelang schafft, sich zusammenzureißen, übersieht er dabei geflissentlich. Er registriert nur sein Scheitern und sucht fleißig weiterhin nach dem einen Geheimnis, mit dem er es schafft, seinen Körper und seinen Appetit auszutricksen.

Für den Aufspeck-Effekt einer Diät oder Ernährungsumstellung ist es zentral, dass Sie an einem bestimmten Punkt die aufgestellten Ernährungsregeln hinschmeißen. Je strenger oder komplizierter diese Regeln sind, desto schneller kommen Sie an diesen Punkt. Geübte malen sich schon während einer Diät aus, was sie alles gerne essen würden, aber im Moment nicht dürfen. Das Gefühl von Verzicht ist nach kurzer Zeit so stark, dass Sie von ganz allein aufhören werden, sich an Ihre Essensvorgaben zu halten. Danach brauchen Sie sich nicht damit aufzuhalten, Ihr Essverhalten schrittweise zu normalisieren. Jetzt wird es Zeit, dass Sie Ihre Träume wahrmachen! So viele Kalorien sind nach dieser mageren Phase aufzuholen. Aber hüten Sie sich vor zu viel Euphorie, sonst verschenken Sie sinnlos emotionalen Stress. Scham, Schuld oder Wut sind in der Phase angemessenere Gefühle. Nehmen Sie das Gefühl des Scheiterns und die Gewissheit, dass jetzt auch schon alles egal ist, zum Anlass für eine ausgedehnte

Fressorgie. So einfach verhelfen Ihnen die Gefühle des Verzichts und des Scheiterns zu mehr Appetit und mehr Gewicht.

6. Not und Rationen

Gescheiterte Diäten sind nur ein Weg, aus Verzicht Gewicht zu schlagen. Ganz allgemein ist das Gefühl, nicht satt zu werden, ein sicherer Weg zuzunehmen. Dabei machen wir uns ein genetisches Programm zunutze: Unser Körper neigt dazu, unter dem Eindruck einer drohenden Ernährungs-Notsituation Fettreserven anzulegen. Dabei ist es egal, ob der Mangel real oder nur eingebildet ist. Das bedeutet, jede Form von Diät, Verzicht oder Ernährungsumstellung bei der wir bestimmte Lebensmittel oder das Essen allgemein einschränken, hat das Potenzial, in uns ein solches Gefühl von Mangel hervorzurufen. Um diesen Mechanismus für den Aufspeck-Effekt zu nutzen, kultivieren echte Profi-Zunehmer deshalb eine grundsätzlich skeptische Einstellung zum Essen. Je kalorienhaltiger ein Lebensmittel ist, desto mehr müssen Sie sich davon überzeugen, dass Sie es nicht essen sollten. In einem Akt umgekehrter Psychologie wird Ihnen nach einiger Zeit nichts so wünschenswert erscheinen, wie eben dieses Lebensmittel. Egal, ob Sie sich schließlich dazu durchringen, Ihre Sehnsucht zu stillen oder ob Sie weiter versuchen, die süßen und fetten Versuchungen zu meiden: Im Endeffekt werden Sie deutlich mehr essen, als sie körperlich benötigen, um dieses Gefühl von Leere zu besänftigen. Wenn wir nur lange genug auf etwas verzichten, holt es sich unser Körper doppelt zurück.

Mirja, Witwe, 61 Jahre, 1,69 m, 102 kg

Mirja muss mit ihrem Geld streng haushalten. Sie kann sich zwar alles kaufen, was sie zum Leben braucht, aber Luxus ist für sie eher selten möglich. Dabei hat sie eine Schwäche für Trüffelpralinen. Die guten vom Konditor scheinen ihr total überteuert, deshalb kauft sie sich eher mal Pralinen vom Discounter.

„Ich werde jeden Tag genau eine Praline essen", nimmt Mirja sich vor. Direkt nach dem Frühstück lässt sie sich die erste im Mund zergehen. Der Geschmack der Billig-Praline ist leider nicht ideal, deshalb nimmt sie sich zur Sicherheit noch eine zweite, die sie im Gehen noch schnell verdrückt. Den ganzen Tag über wandern Mirjas Gedanken immer wieder zu der Pralinenpackung in ihrem Vorratsschrank. Nach Feierabend führt sie ihr erster Weg auch gleich dorthin. Sie ist ziemlich hungrig und ehe sie sichs versieht, sind drei weitere Trüffel verschwunden. Mirja schaut auf die halbleere Packung. „Ab morgen reiße ich mich aber wirklich zusammen!"

Etwas später am Abend macht sich Mirja klar, dass das Projekt, „nur eine Praline am Tag essen", ohnehin schon gescheitert ist. Sie schlussfolgert, dass es daher eigentlich auch keinen Sinn mehr ergibt, die übrige Packung weiter zu rationieren. Nach dem Abendessen holt sie sich deshalb die Pralinenschachtel aus der Küche, um sie beim Fernsehen gänzlich zu verputzen.

Eine recht fortgeschrittene Abart des Spiels mit dem Verzicht für den Aufbau von Übergewicht ist die Rationierung. Mit dem Vorsatz, täglich nur eine bestimmte Menge eines konkreten Lebensmittels zu essen, erhöhen wir den Schwierigkeitsgrad für den Verzicht enorm und damit auch den Nutzen für den Aufspeck-Effekt. Anstatt die Versuchung zu meiden, setzen wir ihr uns ununterbrochen aus. Wenn Sie Raucher sind und schon einmal versucht haben, weniger Zigaretten zu rauchen, kennen Sie die Macht der Rationierung. In Ihrem Kopf wird die nächste Zigarette oder wie, in Mirjas Fall die nächste Praline, zum vorrangigsten Thema. Sie können eine Weile standhaft bleiben und widerstehen, aber das Gefühl des Verzichts wird immer stärker und schließlich übernimmt es die Führung. Für gewöhnlich holen Sie dann nicht nur die Kalorien nach, die Sie ohnehin gegessen hätten, sondern haben Ihren Appetit sogar noch erhöht, nach dem Motto: Wer weiß, wann es wieder etwas gibt?! Verzicht und Rationierung können deshalb wohl als narrensichere Methode fürs Aufspecken angesehen werden.

Faktencheck:
Es ist gut belegt, dass Übergewicht einhergeht mit einem Phänomen, das „food insecurity" genannt wird. Also dem Gefühl, nicht genug zu essen zu bekommen, oder nicht alles, was wir uns wünschen. In einem Umfeld, in dem aber faktisch genug zu essen vorhanden ist, führt dieses Gefühl dazu, dass wir mehr essen als nötig. Fakt ist: Wenn wir dieses überflüssige Gefühl von Mangel bewusst wahrnehmen, können wir es leichter abschütteln.

7. Am Genuss sparen

Entgangene oder besser vermiedene Genüsse und deren Kompensation sind eine große Hilfe bei der Entwicklung von Übergewicht. Mirja aus dem letzten Kapitel spart bei der Qualität der Pralinen nicht nur aus ökonomischen Gründen. Sie ist überzeugt, dass sie von billigen, weniger guten Süßigkeiten und Snacks nicht so leicht in Versuchung geführt werden kann. Und wenn sie eine Fressattacke überkommt, werden dabei wenigstens keine teuren Marken-Lebensmittel verschwendet. Dieser Abnehmfehler macht Mirja zu einem Profi im Genuss-Sparen.

Mirja, Witwe, 61 Jahre, 1,69 m, 102 kg

Sollte Mirja einmal eine edle Nascherei im Haus haben, isst sie diese gewöhnlich sofort komplett auf, um sich der Versuchung schnellstmöglich zu entledigen. Dabei macht es für sie beim Essen der Süßigkeiten keinen Unterschied, wie lecker sie sind oder wie sehr sie Mirjas Vorlieben entsprechen. Egal ob Edel-Nougat oder Billig-Marzipan, alles verschwindet schnell und ohne großen Aufhebens in Mirjas Mund.

Diesmal hat sie jedoch eine ganz besonders teure Schachtel Schokotrüffel geschenkt bekommen. „Die kann ich doch nicht einfach so auffuttern", beschließt Mirja. „Die hebe ich mir für einen ganz besonderen Anlass auf!" Die Trüffel landen im hintersten Fach des Vorratsschrankes und sind fortan tabu. Ein besonderer Anlass ist nicht in Sicht, aber die Schokoladenspezialität schleicht sich immer wieder in Mirjas Gedanken. Sie entschädigt sich für den Verzicht mal mit einer Handvoll Karamellbonbons, mal mit einer Tüte Gummibärchen. Keine der Ersatznaschereien ist so gut, wie Mirja sich die Schokotrüffel ausmalt, aber zum Ausgleich isst sie einfach etwas mehr davon.

So vergehen Wochen. Nach geraumer Zeit zieht Mirja die Trüffelschachtel doch einmal heraus, weil Sie im Vorratsschrank Ordnung macht. Da fällt ihr mit Schrecken auf, dass das Verfallsdatum inzwischen abgelaufen ist. Panisch reißt Mirja die Packung auf, schließlich könnten die Schokotrüffel ja trotzdem noch gut sein. Aber nein, die Schachtel ist wohl einmal zu warm geworden. Als Mirja die verformten, weißlich angelaufenen Stücke probiert, sieht sie ein, dass ihr nichts bleibt, als die ganze Packung wegzuwerfen.

Mirja schafft es, den Aufspeck-Effekt aus dem Spiel mit dem Verzicht für sich zu nutzen, ohne tatsächlich auf Süßigkeiten zu verzichten. Das Einzige, das sie sich wirklich versagt, ist der Genuss. Damit schafft sie sich ein Gefühl der inneren Leere, mit dem man weit mehr Ersatzkalorien aufnehmen kann als der ursprüngliche Genuss gehabt hätte. Umgekehrt gilt nämlich, dass alles, was wir mit Freude genießen, uns lange befriedigt und rundum satt macht. Fürs Aufspecken ist Genuss demnach schädlich, denn er hindert uns daran, mehr zu essen als wir brauchen.

Fortgeschrittene kennen noch andere Methoden, Genuss zu vermeiden und damit die Entwicklung ihres Übergewichts zu unterstützen: Anstatt sich zu überlegen, worauf

Sie wirklich Lust haben, versuchen Sie immer die „beste“ und vernünftigste Wahl zu treffen, wenn Sie sich für ein Lebensmittel entscheiden sollen. Sie wägen sorgsam Kaloriengehalt, gesundheitlichen Nutzen und Preis-Leistungsverhältnis ab. Wenn Sie diese Strategie nutzen wollen, achten Sie darauf, dass die gesündeste und günstigste Wahl nicht Ihren persönlichen Vorlieben oder Ihrem Appetit entspricht. Sonst werden Sie sich schwer tun, Ihre Mahlzeit nicht zu genießen. Der Profi behilft sich dann mit der Technik, die wir bei Sibylle kennengelernt haben: Machen Sie sich das Essen zum Feind, um es effizient vernichten zu können. Ihr schlechtes Gewissen ist dafür ein simpler Leitfaden, an dem Sie sich orientieren können. Wenn Sie sich dabei erwischen, wie Sie etwas von Herzen genießen, z.B. ein schönes Stück Torte, bringen Sie sich augenblicklich wieder zur Räson, indem Sie sich sagen, dass Sie das gar nicht essen sollten. Während Sie die Torte (natürlich trotzdem) aufessen, malen sie sich aus, wie sich die Kalorien in dieser Sekunde auf ihren Hüften ablagern. Der aufkommende Stress weist nicht nur Ihren übergewichtsgefährdenden Genuss in die Schranken, sondern weckt auch zuverlässig den Heißhunger nach einem zweiten Stück Kuchen.

Profi-Tipp: Je schlechter Ihnen Ihre Mahlzeit mundet, desto mehr können Sie sich selbst davon überzeugen, dass sie gesund und vernünftig ist. Gute Medizin ist schließlich bitter. Für den Ausgleich in Richtung Übergewicht sorgt Ihr Körper von ganz allein, indem er Sie nach der gesunden, aber unbefriedigenden Mahlzeit an Nachtisch erinnert.

Faktencheck:
Genuss ist eine wichtige Rückmeldung des Körpers. Er wird vom Gehirn ausgelöst, wenn wir etwas erleben, das uns gut tut. Heute vertrauen wir unserem Genuss kaum mehr. Wir haben Angst, nur ungesunde Sachen zu essen, wenn wir unserem Genuss nachgeben. Fakt ist: Zucker, Gewürze und Geschmacksverstärker sind meist in hochverarbeiteten, weniger gesunden Lebensmitteln anzutreffen. Ein gut geschulter Genusssinn lässt sich davon jedoch nicht täuschen und ist ein wertvoller Ratgeber für ausgewogenes Essen.

8. Alles Ungesunde weglassen

Für gewöhnlich werden in Empfehlungen zum Abnehmen oder für eine gesunde Ernährung nur einzelne Lebensmittel oder Inhaltsstoffe davon als kritisch eingestuft. Ein besonders guter Abnehmfehler ist deshalb, nichts mehr zu essen, was als ungesund gilt. Darunter fallen natürlich zuallererst sämtliche Sorten von Süßigkeiten. Anstatt also das Essen allgemein zu verteufeln, können Sie Ihre Lebensmittel in gut und böse einteilen. Von den bösen dürfen Sie dann natürlich möglichst nichts mehr essen, was Ihnen angemessen schwerfallen wird. Das befeuert den Aufspeck-Effekt durch Verzicht, ganz ohne Hungern.

Für die Auswahl „böser“ Lebensmittel können Sie die ganze Bandbreite an Inhaltsstoffen nutzen, die als ungesund angesehen werden! Profis lassen sich nicht davon irritieren, dass manche Stoffe nur bei bestimmten Krankheitsbildern (Gicht, Diabetes, Cholesterin, Gluten, Laktose ...) problematisch sind. Um den Überblick über die aktuellen Ernährungstrends und -warnungen zu behalten, empfiehlt es sich außerdem, jeden verfügbaren Zeitschriftenartikel zu gesunder Ernährung zu lesen. Sie werden bemerken, dass sich die Empfehlungen darin zum Teil widersprechen. Das ist für unser Übergewichtsziel kein Problem, eher eine weitere Unterstützung. Allein die Unmöglichkeit, alle widersprechenden Regeln zu befolgen, wird Ihren Heißhunger auf Unmengen ungesunden, kalorienreichen Essens unweigerlich entfachen und Ihnen beim Zunehmen helfen.

Um den „bösen" Lebensmitteln auf die Spur zu kommen, lernen Anfänger zunächst die Liste der Zusatzstoffe auswendig und streichen alles aus ihrem Speiseplan, was ungesunde Bestandteile enthält. Beginnen Sie mit der Ächtung von jeder Art von Farb- und Aromastoffen, Geschmacksverstärkern und Konservierungsmitteln. Verstehen Sie mich nicht falsch: Diese Stoffe sind gesundheitlich zum Teil tatsächlich bedenklich. Andererseits finden wir sie hauptsächlich in richtig guten Dickmachern wie Süßigkeiten und Fertigprodukten. Durch den Vorsatz, gerade darauf zu verzichten, kurbeln wir Ihren Heißhunger auf diese Kalorienbomben so richtig an.

Fortgeschrittenere Aufspecker halten sich nicht mehr damit auf, die Zutatenlisten der Lebensmittelverpackungen nach No-Go's zu durchforsten. Sie wählen sich gleich eine oder mehrere Gruppen von Nahrungsmitteln und machen diese für jede Form von Gewichtszunahme oder Krankheit verantwortlich. Hier einige Beispiele für Nahrungsmittel, bei denen Sie mit dem Aufhören anfangen können.

- Essen Sie keine tierischen, gesättigten oder gehärteten Fette. Verzichten Sie deshalb auf alles, das Fleisch, Wurst, Butter, Margarine oder Milch enthält. Und keine Eier, zur Sicherheit.

- Falls Sie noch Fleisch essen, verzichten Sie auf alle Zubereitungsarten, die Grillen, Braten oder Rösten beinhalten oder sonst irgendwie Spaß machen.

- Versuchen Sie alle Arten von Süßem zu vermeiden! Ersetzen Sie Zucker durch Honig, Honig durch Süßstoffe und lassen Sie dann auch diese weg.

- Kohlenhydrate sind der Feind! Essen Sie kein Brot, Nudeln oder Reis. Lassen Sie sich nicht davon einlullen, dass Dinkel, Quinoa oder Kartoffeln gesünder sein sollen.

- Gemüse ist nur halb so gesund wie gedacht! Es ist bekanntlich voller Pestizide und enthält sowieso keine Vitamine mehr. Nehmen Sie stattdessen Nahrungsergänzungsmittel.

Aber Obacht! Es geht dabei nicht darum, dass Sie einfach die Lebensmittel weglassen, die Ihnen persönlich nicht bekommen oder die Sie nicht mögen. Vielmehr gilt es, ein pauschales Lebensmittel-Feindbild zu kreieren, an das Sie sich blind halten.

Elena, Single, 26, 1,78 m, 88 kg

Elena hat sich Listen mit absolut verbotenen, ungesunden und gerade noch so erlaubten Lebensmitteln zusammengestellt, die sie ständig aktualisiert. Als technische Unterstützung nutzt sie drei verschiedenen Apps und kombiniert so die Vorteile der basischen, veganen und Paleo-Ernährungsweise.

Sobald sie jetzt etwas anderes isst als Salatblätter ohne Dressing, beschleicht sie das sichere Gefühl, sich falsch zu ernähren. „Ich weiß, das soll man nicht", entschuldigt sie sich, wenn Sie sich etwas in den Mund schiebt, das auf einer der No-Go-Listen steht. Das passiert ihr leider ständig, setzt sie ziemlich unter Stress und macht ihr ein chronisch schlechtes Gewissen.

Abends isst Elena inzwischen gar nichts mehr, sicher ist sicher. Die Schlafstörungen, die das ausgefallene Abendbrot bei ihr auslöst, schiebt sie auf das Wetter und die Mondphasen. Dass sie neuerdings nachmittags drei Becher veganen Schokopudding in sich hineinstopft, ist ihr schon aufgefallen. Aber von den gesunden Sachen kann man ja ruhig etwas mehr essen.

Wie schon angemerkt, ist es für den Aufspeck-Effekt sogar förderlich, dass es faktisch nicht möglich ist, alle Empfehlungen gleichzeitig zu berücksichtigen. Versuchen Sie einfach, beim Essen ALLES richtig zu machen. Wenn Ihnen das – naturgemäß – nicht gelingt, machen Sie sich klar, dass Sie Ihrem Körper gerade etwas ganz Schlimmes zumuten. So addieren Sie zu Ihrem Heißhunger auf das

Verbotene noch den Stress, sich damit quasi umzubringen. Ein doppelter Gewinn für Ihr Übergewicht.

Faktencheck:
Alle Nahrungsmittel enthalten Stoffe, die uns nähren – aber auch Stoffe, die unser Körper nicht gebrauchen kann und abbauen muss. Dabei ist es ganz individuell, wie schwer oder leicht sich ein Körper dabei tut, aus unterschiedlichen Lebensmitteln Nährstoffe zu gewinnen und Schadstoffe abzubauen. Fakt ist: Wenn wir selbst nachspüren, wie gut wir bestimmte Lebensmittel und Zubreitungen vertragen, merken wir, was für uns nahrhaft ist und was uns mehr schadet als nährt.

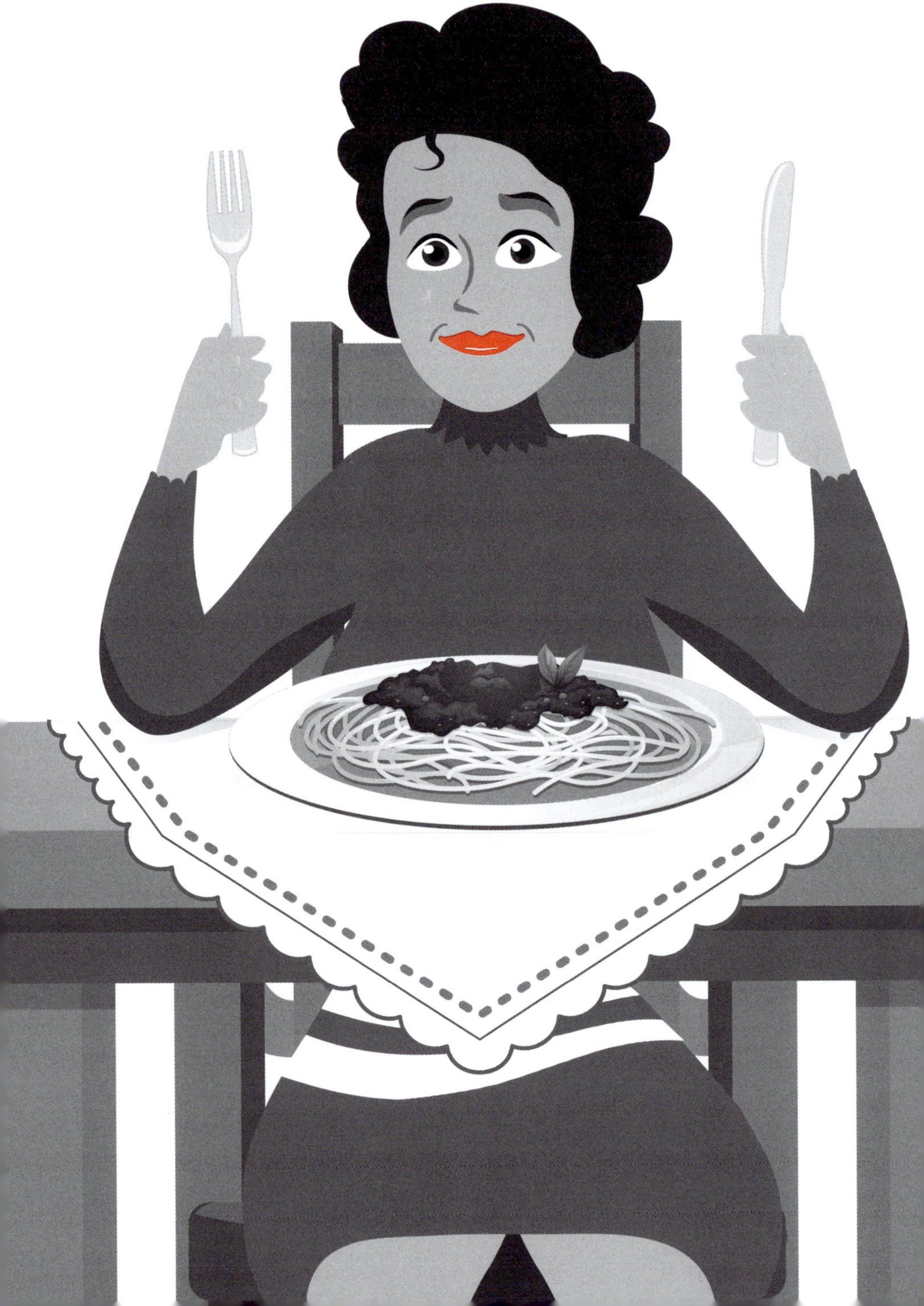

Kochen lassen

Der Aufspeck-Effekt des Verzichts resultiert nur daraus, dass wir die verpassten Kalorien im Nachhinein wieder hereinholen und unseren Appetit für Kalorienhaltiges anheizen. Wenn Sie sich dann selbst etwas kochen, haben Sie vielleicht Hemmungen, Fett, Zucker und Geschmacksverstärker in ausreichendem Maß zuzugeben. Die Hersteller von Fertigprodukten sowie Imbiss- und Kantinenbetreiber sind da deutlich freier. Gewöhnen Sie sich an diesen mit viel Aufwand designten, intensiven und stets gleichbleibenden Geschmack, und selbstgekochtes Essen wird Ihnen bald nicht mehr fehlen. Das Resultat ist eine deutlich höhere Energieaufnahme in Form von fetten Soßen, frittierten Beilagen und Unmengen an Wurst, Käse und Sahne.

Amir und Lisa, in einer Beziehung, 29 und 30 Jahre, er 1,85 m und 88 kg, sie 1,78 m und 86 kg

Amir kann nicht kochen und sieht auch nicht ein, Zeit und Geld aufzuwenden, um es zu lernen. Was seine Partnerin Lisa kocht, findet er meistens zu fad. Wahrscheinlich, so vermutet er, spart sie aus Gesundheitsgründen am Salz. Amir findet, Lisa sollte sich mal ein Beispiel an der Kantine seiner Arbeisstelle nehmen. Da bekommt er jeden Tag ein warmes Menü mit Suppe und Nachtisch – und es ist immer gut gewürzt.

Die beiden telefonieren meistens nachmittags kurz, um sich über das Abendessen abzustimmen. „Soll ich uns was kochen?“, fragt Lisa, aber Amir wiegelt ab. „Da hat doch um die Ecke dieser neue Vietnamese aufgemacht, den wollten wir schon lange ausprobieren. Hol uns doch von dort was.“ Lisa seufzt. Das ist schon der dritte Abend in dieser Woche, an denen sie Pizza, Döner oder Asia-Food zum Abendessen haben. Es schmeckt auch ihr gut, aber sie merkt selbst, wie es ihr auf die Hüften schlägt.

Amir mag, dass die Portionen bei den Lieferservices und Imbissen immer so schön groß sind. Amir schläft zwar schon mal schlecht nach asiatischem Essen, aber am Gewicht merkt er das viele Fastfood nicht so sehr wie Lisa. Da sie ohnehin nicht so gerne kocht, versucht sie jetzt, tagsüber weniger zu essen, um abends ohne schlechtes Gewissen zuschlagen zu können.

Die Vorteile von bereits fertig gekochtem Essen liegen auf der Hand. Nicht nur, dass Sie Ihre Kalorienzufuhr drastisch erhöhen können, Sie sparen eine Menge Zeit, die Sie sonst beim Herumbummeln auf dem Wochenmarkt verschwenden würden. Vom Profi schmeckt es ohnehin besser. Wer will schon das Risiko eingehen, etwas selbst zu rühren, zu braten oder gar zu backen? Wer weiß schon, ob das lecker wird? Fortgeschrittene Aufspecker lassen den Punkt Geschmack und Genuss gleich ganz außen vor und setzen andere Prioritäten beim Essen, zum Beispiel ein gutes Preis-Leistungsverhältnis. Große Portionen, einheitlicher Geschmack und eine gewisse Ignoranz dem Essen gegenüber sind ihre besten Voraussetzungen, um mit fremdgekochtem Essen richtig zuzunehmen.

9. Zeit sparen

Fertiges Essen bietet außerdem den Bonus, dass Sie es auf die Schnelle, nebenbei und am besten noch im Stehen oder Laufen verzehren können. Sie verlieren also keine Zeit für andere wichtige Tätigkeiten. Durch die Ablenkung und Eile können Sie auch noch umso mehr essen, da Sie nicht unnötig durch die Wahrnehmung Ihres natürlichen Sättigungspunktes aufgehalten werden.

Sibylle, Single, 44 Jahre, 1,68 m, 75 kg

Wenn Sibylle sich etwas zu essen macht, greift sie gerne auf die vielen praktischen Fertigprodukte zurück. Viele Marken haben inzwischen auch schon fett- und kalorienreduzierte Varianten. Da, findet sie, kann sie ohne schlechtes Gewissen zugreifen. Am liebsten mag sie die Produkte, die sie nur noch warm machen muss. Das geht am schnellsten.

Sie stellt eine Packung in ihre Mikrowelle und wartet ungeduldig darauf, dass es fertig wird. Auch ihr Sohn Paul hat schon Hunger, deshalb beeilt sie sich zusätzlich, das Essen auf den Tisch zu bekommen. „Das ist noch nicht richtig warm!“, beklagt sich Paul, wenn Sibylle das Gericht vorzeitig aus der Mikrowelle geholt hat. „Dann müssen wir wenigstens nicht pusten, damit es kalt wird“, meint seine Mutter pragmatisch.

Sibylle „kocht“ nicht nur besonders zeitsparend, sie isst außerdem besonders schnell. Vor allem, wenn sie es mit großen Portionen zu tun hat oder ihr das Essen nicht so schmeckt. Dann sieht sie zu, dass sie den „Gegner" möglichst schnell kleinkriegt. Dabei stellt sich Sibylle vor, dass das Essen auf diese Weise gar keine Zeit hat, auf ihren Hüften zu landen.

Sibylle kombiniert hier verschiedenen Praktiken, mit denen sie an Ihrem Übergewicht arbeitet. So lässt sie nicht zu, dass der Geschmack eines Gerichtes eine zu große Rolle bei ihren Mahlzeiten einnimmt. Auch sonst verzichtet Sie auf jegliche unnötige Schnörkel beim Essen. Um Übergewicht mit fehlgeleiteten Abnehmstrategien zu erreichen, ist eine wenig ansprechende Essumgebung eine gute Strategie. Zu dem Vorsatz, weniger zu essen, passt es gut, jede Mahlzeit auf das unbedingt Notwendige zu reduzieren. Ein gedeckter Tisch, ein liebevoll zubereitetes Gericht oder eine ruhige Essumgebung machen doch nur Lust auf mehr. Es hilft Ihnen vielleicht sich vorzusagen, dass so ein Aufwand sich für Sie gar nicht lohnt. Machen Sie sich klar, dass es darum geht, das Essen hinter sich zu bringen und nicht, etwas für sich selbst zu tun. Es mag sein, das Ihr Magen voll ist, aber Ihre Bedürfnisse nach Erholung, Ruhe und Genuss sind nicht gestillt. Mit dieser inneren Leere schaffen Sie spielend noch einen Nachtisch und haben bald wieder Lust auf Snacks und Zwischenmahlzeiten.

Profi-Tipp: Wenn Sie zu viel Aufmerksamkeit auf Ihre Mahlzeit legen, laufen Sie Gefahr, dass Sie lange satt und zufrieden sind. So werden Sie stundenlang keinen weiteren Gedanken an Essen verschwenden. Langsame, achtsame Mahlzeiten bremsen jede Gewichtszunahme erheblich und sind eine nicht zu unterschätzende Gefahr für Ihren Weg ins Übergewicht.

Faktencheck:
Uns angemessen Zeit und Raum fürs Essen zu geben, ist eine wesentliche Voraussetzung, um überhaupt zu merken, was wir da essen. Wir bekommen von unserem Körper viele wichtige Signale, ob wir noch hungrig oder schon satt sind und wie es uns überhaupt schmeckt. Fakt ist: Wenn wir unser Essen vom Gegner zum Freund machen, bringen wir uns damit selbst Wertschätzung entgegen.

10. Ein Tisch für zwei

Es müssen natürlich nicht immer Schnellimbisse und Fertigmenüs sein. Auch aus einem schönen Restaurantbesuch lässt sich Gewicht gewinnen. Wir müssen nur, egal wie häufig wir essen gehen, jeden Restaurantbesuch als etwas ganz Besonderes betrachten. Diese ganz besondere Gelegenheit kommt nicht alle Tage (ähnlich wie beim Buffet) und sollte daher ausgiebig ausgenutzt werden. Machen wir uns beim Studieren der Speisekarte bewusst, dass wir von den vielen leckeren Möglichkeiten darauf heute nur ganz wenige werden probieren können. Der Appetit, den wir infolge dieses Gefühls des Mangels entwickeln, lässt uns beim Bestellen im Restaurant die Menge dessen, was wir essen können, maßlos überschätzen. Kurz: Unsere Augen sind größer als der Magen. Es wäre nun ein Leichtes, den

Fehler zu korrigieren und einfach nicht alles zu essen, was wir bestellt haben. Aber gerade beim Restaurantbesuch gibt es wichtige unterstützende Faktoren, die dem Übergewicht zuarbeiten, indem sie sicherstellen, dass wir auch brav aufessen, was auf den Tisch kommt.

Mareike und Frank, verheiratet, 39 und 39 Jahre, er 1,79 m und 98 kg, sie 1,72 m und 81 kg

Mareike und Frank fühlen sich beide zu dick und achten sehr darauf, was sie essen. Das ist über die ganze Woche harte Arbeit. Da viele Diäten empfehlen, sich einen „Sündentag" zu gönnen, belohnen sich Frank und Mareike am Wochenende mit einem Dinner bei ihrem Lieblingsitaliener. Giovanni macht nicht nur die beste Pizza am Ort, sondern unterstützt die Menschheit beim Vorankommen des Übergewichts auch noch mit riesigen Portionen.

In Erwartung der Völlerei haben beide den ganzen Tag kaum etwas gegessen und bestellen jetzt gierig. „Als Vorspeise nehmen wir den Antipastiteller für zwei und als Hauptspeise eine Pizza Funghi und einmal Tagliatelle", verkündet Frank dem Kellner voller Vorfreude. Als die Getränke und das obligatorische Weißbrot kommen, stürzen sich die beiden hungrig darauf. Dann werden auch schon die Antipasti serviert. Danach ist Mareike eigentlich schon satt, dabei stehen die Hauptgerichte noch aus.

Mareike gibt sich alle Mühe, mit ihrer Pasta fertig zu werden, aber nach drei Vierteln gibt sie stöhnend auf. Ihr Mann isst tapfer seine Riesenpizza auf, auch wenn er schon seit etwa der Hälfte sehr mit sich zu kämpfen hatte. Ohne Dessert ist jedoch kein Besuch bei Giovanni komplett. Nach einem Espresso und einem Verdauungsschnaps finden die beiden irgendwie noch Platz für ein Tiramisu.

Ein wichtiger Faktor für ein erfolgreiches Überessen im Restaurant ist der Sieg der Gier über den Genuss. Würden wir nur so lange essen, wie wir jeden Bissen genießen, würden wir aufhören zu essen, sobald wir gesättigt sind. Was uns aber darüber hinaus essen lässt, ist unter anderem die Gier. Die Gier speist sich aus dem unterbewussten evolutionären Bestreben, einen fairen Anteil (oder mehr) vom „Futter" zu bekommen. Neben der Angst, dass man ja nie weiß, wann es wieder so etwas Gutes gibt, haben wir für den Aufspeck-Effekt auch unser Gefühl für Wirtschaftlichkeit auf unserer Seite. Die ökonomische Logik besagt, dass wir für unser Geld ein Maximum aus dem Angebot herausholen sollten. Oder im Volksmund gesprochen: „Lieber den Magen verrenkt, als dem Wirt was geschenkt." Wenn Sie von Ihrer zu üppig bemessenen Portion Reste auf dem Teller lassen, ist das demnach verschenktes Geld. Und was das Übergewicht angeht: verschenkte Kalorien.

Weniger Geübte machen im Restaurant womöglich den Fehler, sich eine kleine Portion zu bestellen oder sich eine Portion mit ihrer Begleitung zu teilen. Bitte seien Sie sich bewusst, dass Sie damit nicht nur eine Möglichkeit vergeben, sich ordentlich zu überessen, sondern sich umgekehrt der Gefahr aussetzen, nicht satt zu werden! Aus dem gleichen Grund sollten Sie in einem Speiselokal keinesfalls auf Fleisch oder ein anderes aufwendiges

Gericht verzichten, auch wenn Ihnen gerade nicht danach ist. Wer geht schon wegen eines Beilagensalates vor die Tür?

Auch moralische Bedenken helfen uns beim Auf- und Überessen. Schließlich fällt vielen Menschen auf der Welt nicht das Glück zu, jeden Tag einen vollen Teller zu haben. Da es wäre doch undankbar, einen Rest auf dem Teller zu lassen. Auch wenn diese weniger glücklichen Menschen nicht direkt davon profitieren, dass wir unsere Riesenpizzen mit Gewalt aufessen. Ebenso unhöflich wäre es, sich diese Reste vom Kellner einpacken zu lassen. Sie wollen doch nicht kleinlich wirken und darüber hinaus den übrigen Abend eine Plastiktüte voller lauwarmen Essens mit sich herumschleppen. Wenn Sie sich dennoch für das „Doggybag" entscheiden und diese Reste dann zu Hause im Kühlschrank haben, entbindet Sie das nicht von der Pflicht, sie voller Dankbarkeit aufzuessen. Das gilt insbesondere für übriges Essen, auf das Sie keine Lust haben und das Ihnen nicht mehr besonders schmeckt.

Faktencheck:
Niemand profitiert davon, dass wir eine zu große Portion verspeisen oder etwas essen, das uns nicht schmeckt. Nicht die hungernden Kinder in Afrika und am wenigsten wir selbst. Fakt ist: Im Gegensatz zum direkten Weg in den Müll haben die Kalorien auf dem Weg durch unseren Körper noch die Gelegenheit, sich auf unseren Hüften anzusetzen.

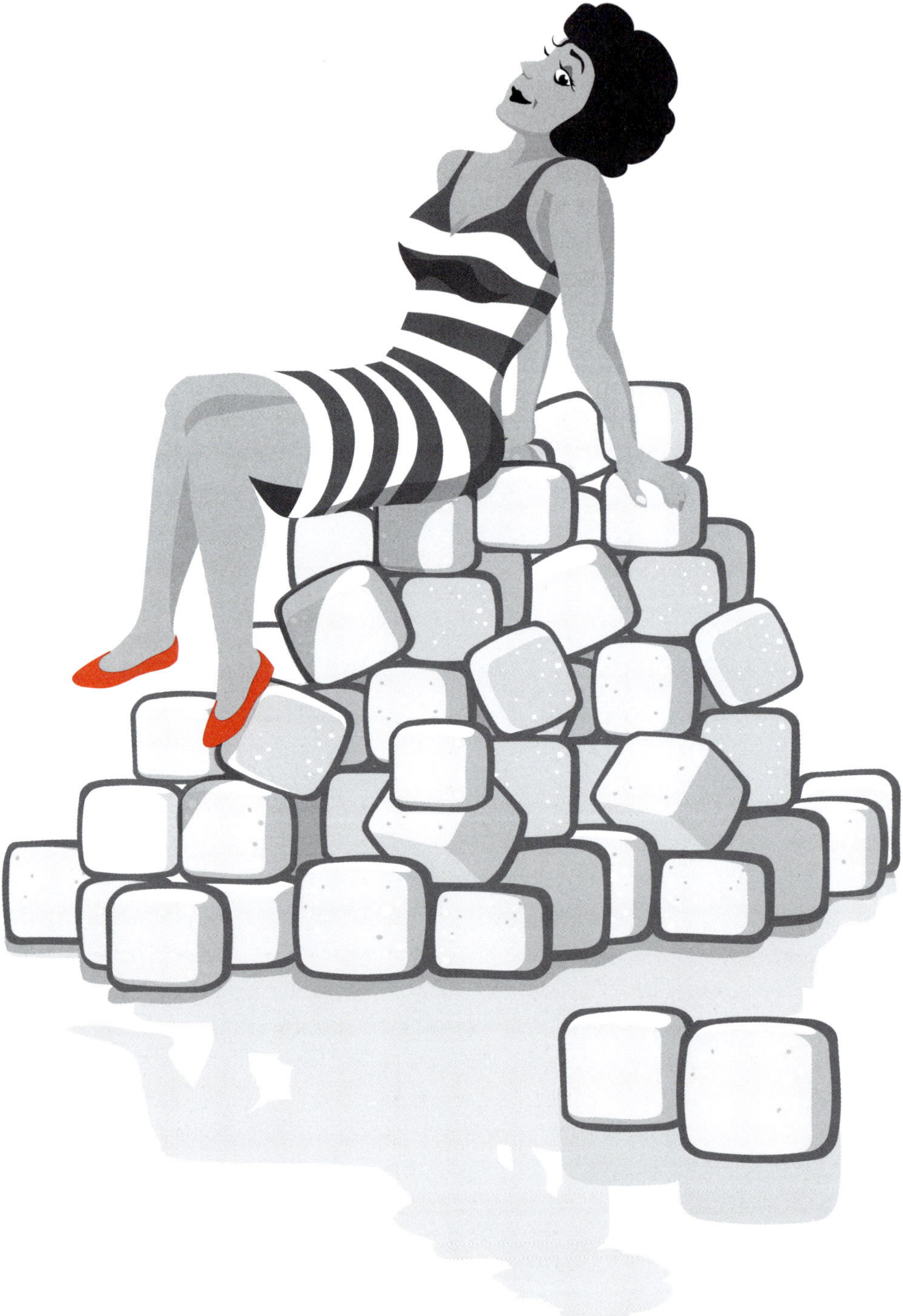

Einfach mehr essen

Um Übergewicht zu erreichen, reicht es nicht, nur gute Fehler beim Verzichten zu begehen und die heimische Küche konsequent kalt zu lassen. Sie müssen aktiv an der Menge arbeiten, die Sie täglich essen. Glücklicherweise gibt es eine ganze Reihe einfacher Maßnahmen, mit denen Sie fast ohne Anstrengung Essimpulse stimulieren können. Einige habe ich in den letzten Kapiteln schon anklingen lassen. Im Folgenden widmen wir uns den Möglichkeiten, wie Sie ohne große bewusste Anstrengung und fast ohne es zu merken einfach mehr essen. Eine zentrale Hilfe dabei ist unser Zuckerstoffwechsel.

Ob wir Fett zu- oder abnehmen, entscheidet unser Gehirn. Es spielt deshalb eine zentrale Rolle auf unserem Weg ins Übergewicht. Zucker, genauer gesagt der Einfachzucker Glukose (Traubenzucker), ist der einzige Stoff, aus dem das Gehirn Energie gewinnen kann, abgesehen von bestimmten Abbauprodukten des Fettes, den Keton-Körpern. Wenn also alle Glukosespeicher des Körpers geleert sind, müssten wir auf „Fettverbrennung“ umschalten, um unser Gehirn weiter mit Energie versorgen zu können. Prima, denkt sich da der Abnehmwillige, dann esse ich einfach nichts mehr, in dem Glukose enthalten ist und werde schlank. Das ist zwar technisch möglich, aber es gibt es einen Haken, und der pflastert uns einen bequemen Weg ins Übergewicht: Unser Körper ist nach Jahrtausenden der Evolution und des Kampfes ums nackte Überleben nicht bereit, sein mühsam angesetztes

Fett einfach so wieder aufzugeben. Er will sich offenbar nicht darauf verlassen, dass es in unserer Wohlstandsgesellschaft stets genug zu essen geben wird. Hier setzt der Aufspeck-Effekt von Diäten an, denn jeder Verzicht signalisiert dem Körper zusätzlich, dass es jederzeit zu einem „Futtermangel“ kommen kann und deshalb Fettreserven besonders wichtig sind.

Um also diese Reserven zu schonen und nicht den Befehl zum Fettabbau geben zu müssen, wird das Gehirn alle Register ziehen, um an Glukose zu bekommen. Die Druckmittel, die unser zentrales Nervensystem einsetzt, wenn es nicht genug Energie bekommt, sind Heißhunger, schlechte Laune, Unruhe und depressive Stimmung. Eine weitere Maßnahme zur Energiegewinnung fürs Gehirn ist der Abbau von Muskelmasse. Muskeln sind aus Eiweiß aufgebaut – und das lässt sich zur Not zu Zuckermolekülen ab- und umbauen. Das ist nur weiterer Pluspunkt für unser Übergewicht, denn Muskeln verbrennen ohnehin nur wertvolle Kalorien.

Auch wenn Sie Ihr Gehirn letztlich davon zu überzeugen, die Fettreserven freizugeben und Sie dadurch tatsächlich Fettmasse verlieren, wird sich der Körper langfristig alles wieder zurückholen. Sobald Sie aufhören, Ihr Gehirn mit geringer Glukosezufuhr unter Druck zu setzen, wird es dafür sorgen, dass die Fettspeicher wieder aufgefüllt werden, plus ein Sicherheitszuschlag für zukünftige harte Zeiten. Viele der folgenden Techniken, einfach mehr zu essen, spielen mit unserer genetischen Programmierung, Reserven aufzubauen und die Versorgung mit Glukose und anderen Nährstoffen zu sichern.

Unser Potenzial für Übergewicht steigt und fällt also mit unserem Blutzuckerspiegel. Das ist die Menge an Zucker, die in unserem Blut herumschwimmt und dem Gehirn und allen anderen Organen als Energiequelle zur Verfügung steht. Wenn der Blutzuckerspiegel hoch ist, lagern wir Fett ein, wenn er niedrig ist, bekommen wir Hunger. Dieser Hunger richtet sich meistens auf Lebensmittel, die viel Glukose für unser Gehirn versprechen, wie z.B. Süßigkeiten, Gebäck, Brot oder Nudeln. Wenn wir auf diesen Hunger einfach nur einen Keks oder eine andere Kleinigkeit essen, um das Magenknurren zu besänftigen, steigt der Blutzuckerspiegel kurz an und rauscht dann auf einen noch tieferen Stand als vorher. Das Resultat ist noch mehr Hunger. Zunehm-Profis nutzen diesen Teufelskreis, um den ganzen Tag über problemlos zusätzliche Kalorien zu naschen und Gewicht zu gewinnen.

11. Kauf mich!

Olek, Single, 32 Jahre, 1,92 m, 112 kg

Olek geht oft nach der Arbeit noch schnell in den Supermarkt um die Ecke, um fürs Abendbrot einzukaufen. Natürlich knurrt ihm um diese Zeit schon der Magen, und er beeilt sich mit dem Einkauf. Während er also schnell Butter, Wurst und Käse in seinen Korb packt, fällt Oleks Blick auf die prominent präsentierten Schokoküsse.

Sein unterzuckerter Stoffwechsel reagiert prompt mit einer Kaufentscheidung, und die Schokoküsse landen im Einkaufskorb. Auf dem Weg zur Kasse gesellen sich noch

Butterkekse, Gummibärchen und eine Packung Kartoffelchips dazu. Mit jeder Minute, die er in dem Laden verbringt, wächst Oleks Hunger und sinkt seine Laune. Als er zum Bezahlen gehen will, verliert er die Nerven. „Zweite Kasse, Herrgottnochmal!", brüllt er angesichts der Schlange, die sich an der einzigen geöffneten Kasse gebildet hat.

Als er endlich den Laden verlässt, reißt er noch im Gehen die Packung mit den Schokoküssen auf und vertilgt gleich einige Stücke. Bis er zu Hause ist, hat Olek sich bereits deutlich beruhigt. Auch sein Appetit fürs Abendessen ist merklich kleiner. Nach einer Stunde ist jedoch der Hunger wieder da, und Olek macht sich über ein ausgiebiges Abendessen her.

Hunger bringt uns dazu, kohlenhydratreiche Lebensmittel auszuwählen und dafür zu sorgen, dass nichts zwischen uns und den Glukosenachschub gerät. Das soll jedoch nicht heißen, dass Sie sich von Ihrem Hunger herumkommandieren lassen sollen, denn hier verbirgt sich ein hervorragender Abnehmfehler: Ignorieren Sie Ihren Hunger, solange es geht. Gehen Sie ohne Frühstück aus dem Haus oder „vergessen" Sie einfach, vor dem Wochenende einkaufen zu gehen. Vorausschauend zubereitete Mahlzeiten sind hier eher hinderlich, greifen Sie stattdessen einfach zum nächstbesten Snack, wenn Sie es gar nicht mehr aushalten. Ein Schokoriegel, ein Gebäckstück oder eine Portion Pommes sind gute erste Ideen. Je größer der Hunger, desto gleichgültiger wird Ihnen sein, was Sie da essen, und Sie tun sich leicht, die doppelte Menge zu verputzen. Was Sie beim Hungern an Kalorien gespart haben, nehmen Sie so ohne Weiteres wieder zu sich und trainieren schon mal Ihren Stoffwechsel für weitere „magere" Zeiten. So hilft Ihnen sogar, nichts zu essen bei Ihrem Weg ins Übergewicht!

Selbst wenn Sie nicht hungrig sind, können Sie Ihr genetisches Programm für Ihren Gewichtszuwachs nutzen. Eine große Unterstützung sind dabei Sonderangebote. Limitierte Angebote oder Schnäppchen funktionieren ebenfalls nach dem Prinzip der ökonomischen Logik, die Sie schon beim Restaurantbesuch von Frank und Mareike kennengelernt haben. Wenn wir zwei Vanillehörnchen zum Preis von einem haben können, gibt uns das das Gefühl, hier ein lohnendes Geschäft machen zu können. Die Frage, ob Sie Hunger haben oder Ihnen Vanillecroissants überhaupt schmecken, tritt dabei auf magische Weise in den Hintergrund. Wenn dazu noch ein verführerischer Duft aus der Bäckerei weht, sind fast alle Knöpfe gedrückt, die Sie zum Kauf animieren. So kommen Sie auch ohne Hunger zu einem zweiten Frühstück, das sich gewinnend auf Ihre Energiebilanz und Ihr Übergewicht niederschlägt.

Anfänger machen an dieser Stelle den Fehler, auf ihre Sättigung zu hören und die gekauften Hörnchen nicht direkt zu essen. Oder noch schlimmer, sie an Kollegen oder Haushaltsmitglieder zu verschenken. Es liegt auf der Hand, dass Sie so den gewichtsbringenden Effekt des Sonderangebots ruinieren. Deshalb gilt gerade beim Thema Schnäppchen, das Sättigungsgefühl und den Appetit außen vor zu lassen und vertrauensvoll mit dem zu arbeiten, was Ihnen angeboten wird. Greifen Sie zu, wenn Sie die Gelegenheit haben, größere Portionen zum gleichen Preis zu bekommen.

Nutzen Sie weidlich die Möglichkeiten eines kostenlosen Wiederauffüllens (free-refill).

Profi-Tipp: Sollten Sie im Weiteren feststellen, dass Sie die Extraportion gar nicht schaffen, ändern Sie keinesfalls den Kurs. Ein kulinarisches Schnäppchen lohnt sich einerseits wirtschaftlich und andererseits zum Aufspecken nur, wenn Sie es auch ganz und gar aufessen.

Faktencheck:
An jeder Ecke wird uns etwas zu essen angepriesen. Virtuell in der Werbung oder faktisch in den Auslagen von Imbissen und Backstuben. Die Verkäufer haben ein wirtschaftliches Interesse daran, dass wir möglichst viel konsumieren. Fakt ist: Wir können selbst entscheiden, ob wir Hunger haben und was wir in diesem Fall essen wollen.

12. Nimm doch noch

Ihr Hunger- und Sättigungsgefühl zu ignorieren und einfach mehr zu essen, fällt Ihnen vielleicht nicht immer leicht. Ein guter Impuls fürs Überessen kann beispielsweise von den Menschen aus unserem nächsten Umfeld kommen. Es gilt als fortgeschritten, wenn Sie immer brav Ihren Teller leer essen, egal wie viel darauf liegt. Für Anfänger bietet der soziale Druck am Tisch einen idealen Einstig in diese Philosophie und den damit verbundenen Gewinn an Kalorien.

Nina, Single, 46 Jahre, 1,71 m, 94 kg

Nina hat eine große Familie. Sie hat selbst zwei Kinder und auch ihre Brüder und die Geschwister ihres Mannes haben für Zuwachs in der Familie gesorgt. Die ganze Bande trifft sich häufig in wechselnden Konstellationen, meistens zum Essen. Etwas zu essen abzulehnen, das ein sorgendes Familienmitglied mit so viel Liebe zubereitet hat, käme einem Affront gleich und ist deshalb undenkbar.

Bei einem Nachmittagskaffee bei einer von Ninas Schwägerinnen bekommt Nina von jeder der drei aufwendigen Torten ein Stück auf den Teller. Nina kann so viel Sahne schlecht vertragen und versucht, die Schwägerin zu bremsen. „Danke, danke, ein Stück reicht. Nein, wirklich, danke!“ Die Schwägerin verzieht das Gesicht. „Schmecken dir meine Torten nicht? Das letzte Mal hast du sie noch so gelobt.“ Nina wird rot, schämt sich etwas und gibt den Widerstand auf. Tapfer löffelt sie alle drei Tortenstücke, um die Schwägerin nicht vor den Kopf zu stoßen.

In Ninas Familie ist ein gewisser Wettbewerb darum entstanden, wer den besten Braten, die raffinierteste Beilage oder den gelungensten Kuchen auftischt. Und es herrscht bei den jeweiligen Gastgebern das Bestreben, dass jeder Gast möglichst viel essen muss. Diese Strategie hat den meisten Mitgliedern der Familie gute Fortschritte auf dem Weg zum Übergewicht beschert. Auch die Kinder wachsen in dem Bewusstsein auf, dass „satt sein“ kein Argument ist, etwas auf dem Teller zurückzulassen.

Nahrung ist oft ein zentrales Element des Zusammenhaltes zwischen den Familienmitgliedern und eignet sich in dieser Konstellation auch großartig zum Zunehmen. Lassen Sie einfach den emotionalen Druck zu, der in diesen Ess-Situationen entsteht: Verletzen Sie nicht die Gefühle Ihrer Lieben, indem Sie etwas übriglassen oder einen Nachschlag ablehnen. Seien Sie nicht undankbar, wenn andere sich so aufopferungsvoll um Ihr leibliches Wohl bemühen. Auch wenn Sie nicht über eine Familie und die damit verbundenen Essanlässe verfügen, können Sie fürs Überessen von sozialem Druck profitieren. Versuchen Sie es z.B. mit interkulturellen Unterschieden und Missverständnissen am Esstisch. Wenn Sie in Deutschland sozialisiert wurden, haben Sie vermutlich – wie Nina – gelernt, dass es höflich ist, den Teller leer zu essen, als Zeichen, dass es Ihnen geschmeckt hat. In anderen Kulturkreisen wird ein geleerter Teller jedoch als Hinweis dafür aufgefasst, dass Sie noch nicht satt sind. Der verzweifelt höfliche Gastgeber wird versuchen, Ihnen mehr und mehr auf den Teller laden, den Sie ebenso verzweifelt und höflich wieder und wieder zu leeren versuchen. Sie wären erstaunt, wie viel Sie auf diese Weise essen können.

Profi-Tipp: Indem Sie die Wertschätzung dem Gastgeber gegenüber höher stellen als Ihr eigenes Wohlbefinden, schlagen Sie aus Höflichkeit noch Übergewicht.

Faktencheck:
Familien und Freundeskreise leben davon, dass wir uns in die Gruppe einfügen und unsere Bedürfnisse zugunsten der Gruppe zurückstellen. Dieses Verhaltensmuster ist tief in unserem Erbgut verankert, denn jeder möchte zu seiner Gruppe gehören. Fakt ist: Wenn wir uns selbst stärken, indem wir für unsere Bedürfnisse einstehen, haben wir auch mehr Kraft, um uns um andere zu kümmern.

13. Mit gutem Beispiel vorangehen

Sozialer Druck verhilft uns dazu, mehr zu essen. Einen Aufspeck-Effekt können Sie jedoch auch daraus ziehen, dass Sie versuchen, jemand anderem zuliebe besonders gesund zu essen. Echte Profis versuchen, dadurch das Essverhalten anderer zu manipulieren. Sie können damit beginnen, dass Sie versuchen, Ihren Kindern beim Essen eine gutes Vorbild zu sein und deshalb besonders „gesund“ essen.

Cordula

Cordula sorgt sich vor allem darum, ob sich ihr Sohn gesund ernährt. Sie hat gelesen, dass man bei der Ernährungserziehung mit gutem Beispiel vorangehen muss. Deshalb isst sie praktisch kein Fleisch und zwingt sich regelmäßig, gedünsteten Brokkoli oder einen Salat mit fettarmem Dressing auf den Speiseplan zu setzen.

Ihr Mann unterstützt sie bei ihren Bemühungen leider gar nicht. Er liebt es, mit seinem Sohn auf dem Balkon Koteletts und Würste zu grillen. Cordula kann kaum zusehen, wie sich ihre Familie mit dem „ungesunden" Zeug vollstopft. „Leon, du musst doch nicht noch eine Wurst essen", versucht sie gelegentlich, ihren Nachwuchs zu bremsen. „Lass ihn doch Schatz", brummt ihr Mann. „Wir machen das ja nicht jeden Tag."

Nach ihren „gesunden" Mahlzeiten überkommt Cordula regelmäßig die Lust auf „etwas Gescheites". Indem sie nach dem Salat und dem Brokkoli heimlich doch noch eine Steaksemmel verdrückt, macht sie aus einer Mahlzeit spielend zwei. So lernt ihr Sohn an ihrem Beispiel, dass gesundes Essen etwas ganz Ungewöhnliches sein muss, nicht besonders schmeckt und nicht satt macht. Dagegen sind die Gerichte, die seine Mutter nicht gut findet, lecker und machen großen Spaß.

Unsere Familie steht uns manchmal näher als wir uns selbst. Sich selbst nicht nahezustehen, ist ein guter Anfang für jede Übergewichtsmission. Wie beschrieben, gibt es in unserem Stoffwechsel eine Ausgleichsfunktion. Wenn Sie also mit Blick auf Ihre Lieben gegen Ihre Natur und gegen Ihren eigenen Appetit arbeiten, bekommen Sie nie wirklich das, was Sie brauchen. Zum Ausgleich werden Sie automatisch mehr Kalorien zu sich nehmen. Indem Sie außerdem allen in Ihrer Familie Vorhaltungen über deren Essverhalten machen, helfen Sie auch Ihrem Partner und Ihren Kindern bei ersten Schritten zum Übergewicht. Eine fortgeschrittene Stufe dieser Methode ist die Variante: „Tu was ich sage, nicht was ich tue!" Das bedeutet, dass

Sie z.B. von Ihren Kindern verlangen, auf ungesunde Nahrungsmittel zu verzichten, während Sie derartiges selbst weiterhin konsumieren. Der tägliche Kampf am Esstisch, der daraus unweigerlich resultiert, ist Stress pur – und der ist ja der beste Motor zum Aufspecken.

Profi-Tipp: Warten Sie, bis Ihr Nachwuchs im Bett liegt, um den Erziehungsstress damit abzubauen, dass Sie alle „verbotenen" Lebensmittel doppelt nachholen. Das macht Sie zwar unglaubwürdig Ihrer Familie gegenüber, aber dafür auch ohne Umweg dick.

Faktencheck:
Wir wollen immer das Beste für unsere Kinder und andere Familienmitglieder. Und wir denken, dass wir auch ganz genau wissen, was das ist. Das kann so weit gehen, dass wir dabei übersehen, auf uns selbst zu achten. Fakt ist: Wir sind dann die besten Vorbilder, wenn wir unseren Kindern vermitteln, wie gut es uns selbst geht, mit dem was wir tun bzw. essen.

14. Alles gut erreichbar

Mehr zu essen ist eigentlich extrem leicht, denn wir neigen instinktiv dazu, zu essen, solange es etwas gibt. Dieses Verhalten wirkt in unserer modernen Zeit ziemlich unsinnig. Schließlich leben wir in einem Schlaraffenland mit Imbissbuden und Supermärkten an jeder Ecke. Nahrung ist jederzeit erreichbar, kein Grund also, auf

Vorrat zu essen. Vermutlich stammt dieses Verhalten noch aus evolutionären Zeiten des Mangels. Da ergab es durchaus Sinn, immer zu essen, wenn gerade Nahrung vorhanden war. Es bestand ja jederzeit die Gefahr, dass es eine ganze Weile nichts mehr gibt. Deshalb funktioniert dieser Mechanismus auch völlig unabhängig davon, ob wir gerade hungrig oder satt sind und ob uns das Angebot gerade besonders zusagt oder eher nicht. Sobald wir etwas zu essen (oder zu trinken) sehen oder den Geruch wahrnehmen, bekommen wir einen Ess-Impuls. Selbst wenn wir nur Bilder von Lebensmitteln sehen (z.B. in der Werbung) oder ein Geräusch hören, das wir mit Essen verbinden, bekommen wir schlagartig Appetit. Die Lebensmittelindustrie und der Handel bemühen sich aufrichtig, in unserem täglichen Leben so viele Appetitimpulse wie möglich zu setzen. Fernsehspots und Plakatwerbung, ansprechende Verpackungen und eine prominente Präsentation begleiten uns auf Schritt und Tritt. Aber überlassen Sie Ihr Aufspecken nicht allein der Verantwortung gesichtsloser Konzerne. Machen Sie sich diesen unbewussten Vorgang für Ihr Übergewicht aktiv selbst zunutze! Sorgen Sie dafür, dass an den Orten, an denen Sie sich regelmäßig aufhalten, Essbares gut sichtbar und offen zugänglich ist. Der Klassiker, den Sie sicher schon selbst entdeckt haben, ist ein Bonbonglas auf einem Tisch oder Tresen.

Sandra, Single, 26 Jahre, 1,72 m, 80 kg

Sandra versteckt ihre Schokolade gemäß den Abnehmempfehlungen aus diversen Frauenzeitschriften in einem Schrank im Keller. Man sollte meinen, dass dadurch der appetitfördernde Effekt der Erreichbarkeit zunichte gemacht würde. Aber Sandra ist so fortgeschritten in ihren Bemühungen um Gewichtszunahme, dass sie ihre Süßigkeiten nicht einmal mehr offen herumliegen lassen muss. Es reicht ihr, zu wissen, dass Schokolade im Haus ist.

Wenn Sandra es sich mit einem Buch auf dem Sofa gemütlich macht, wird sie nach wenigen Minuten unruhig. „Da ist noch die Schokolade im Speisekeller", drängt sich ein Gedanke in ihr Bewusstsein. Ärgerlich versucht Sandra, sich wieder auf ihr Buch zu konzentrieren. Sie will schließlich weniger Süßes essen. „Die Schokolade mit den knusprigen Keksen ist da unten", erinnert sie ihr Gehirn nach einigen Sekunden erneut. Sandra atmet tief durch und fängt noch einmal an zu lesen. „... und der weichen Karamellcreme!", tönt es in ihrem Kopf.

Um es kurz zu machen: Sandra legt das Buch weg und geht in den Keller. An diesem Tag tut sie das noch weitere acht Mal, dann ist die Tafel aufgegessen. Die Lauferei führt zugegebenermaßen dazu, dass sie sinnlos ein paar zusätzliche Kalorien verbraucht. Im Endeffekt schafft sie es trotzdem, eine deutlich positive Energiebilanz zu erreichen.

Dieses Spiel, das Sandra da mit sich selbst spielt, gelingt mit Süßigkeiten oder Knabbereien ganz leicht. So wie Sie sich nicht selbst kitzeln können, werden Sie auch keine Naschereien vor sich selbst verstecken können. Egal, ob verräumt oder offen auf dem Tisch, die Kalorien werden den Weg auf Ihre Hüften finden. Aber auch bei den Hauptmahlzeiten können Sie mit dieser Technik einfach mehr essen: Anstatt sich mit einem gefüllten Teller an den Tisch zu setzen, stellen Sie alle Töpfe und Schüsseln auf den Tisch und nehmen Sie sich dort. Lassen Sie die Gefäße mit den Gerichten auf dem Tisch stehen, auch wenn die Mahlzeit beendet ist und alle am Tisch satt sind. Zur Unterstützung des Prozesses können Sie – natürlich ohne abzuräumen – am Tisch ein Gespräch anfangen oder sich mit Lesen, Fernsehen oder einem Kreuzworträtsel beschäftigen. Das Vorhandensein des Essens wird Sie von ganz allein und unbewusst dazu bringen, sich immer wieder eine Kleinigkeit zu nehmen. Dass Sie schon längst satt sind, spielt dabei keine Rolle. Im besten Fall bleiben so keine lästigen Reste, und Sie haben deutlich mehr gegessen, als Sie ursprünglich planten. Natürlich werden Sie sich jetzt etwas schwer und überfressen fühlen. Machen Sie sich jedoch nichts daraus. Das ist schon richtig so. Sie würden nie zunehmen, wenn Sie auf Ihr natürliches Sättigungsgefühl hörten.

Profi Tipp: Zunehmen durch leicht erreichbares Essen können Sie hervorragend bei allen Anlässen üben, die ein Raclette oder Fondue erlauben. Das stundenlange Herumsitzen zwischen den ganzen Häppchen sollte es wirklich jedem ermöglichen, sich zu überessen.

Faktencheck:
Unser Appetit lässt sich von vielen äußeren Einflüssen anheizen. Die meisten zusätzlichen Pfunde resultieren aus Snacks, die wir aufgrund solcher Außenreize verputzen, ohne zu überprüfen, ob wir darauf wirklich Lust haben. Fakt ist: Etwas, das wir aus uns heraus essen möchten und nicht nur, weil es einfach da ist, kann uns nicht schaden.

15. Verführt von Vielfalt

Fondue und Raclette haben noch einen zweiten Vorteil. Für gewöhnlich werden dabei eine Vielzahl von Zutaten und Geschmäckern angeboten. Auch darauf reagiert unser Appetitzentrum äußerst sensibel und schüttet Ess-Impulse aus. Je mehr Verschiedenes angeboten wird, desto mehr Appetit entwickeln wir. Es scheint so, als stünde in unseren Genen geschrieben, dass wir stets alles probieren müssen, was da ist.

Alois, in einer Beziehung, 56 Jahre, 1,88 m, 101 kg

Als das Buffet auf der Weihnachtsfeier eröffnet wird, ist Alois wie immer ganz vorne dabei. Er belädt sich den Teller mit Fisch und Fleisch, Kartoffeln und Gemüse, Spießchen und Brötchen. Zurück am Tisch, behält er beim Essen die Kollegen im Auge. Während Alois noch mit seiner zweiten Runde der Hauptspeisen beschäftigt ist, wenden sich die ersten dem gerade eröffneten Nachspeisenbuffet zu – Alois springt auf und sichert sich gleich seinen Teil. Sieben verschiedene Kuchen und Desserts stapeln sich auf seinem Teller.

Alois schaut hinüber zu seinem Sitznachbarn. Kollege Meyer deutet mit der Kuchengabel auf den Berg aus Süßem, der vor ihm aufragt: „Die Eistorte ist der Wahnsinn, die müssen Sie probieren“, empfiehlt er. Alois wird blass, die muss er übersehen haben! Die anderen Kollegen am Buffet verdecken den Ort, an dem Alois die Eistorte vermutet. Ihn beschleicht die Angst, dass er zu spät kommt. Als er sich bis an den Buffettisch durchgekämpft hat, durchfährt ihn Erleichterung. Es ist noch fast die halbe Torte übrig. Alois trägt triumphierend ein extra großes Stück zurück an seinen Tisch.

Die errungenen Siege bei der Futterschlacht fordern ihren Tribut. Alois hat Mühe, seine diversen Teller leer zu essen. Etwas stehen zu lassen, käme ihm jedoch nicht in den Sinn. Zu hart erkämpft war sein Anteil. Zufrieden stellt er fest, dass er wirklich alles probiert hat. Großzügig berichtet er den weniger glücklichen Kollegen, was ihnen so alles entgangen ist. Die leichte Übelkeit, mit der Alois nach Hause geht, ist ein Kollateralschaden, den der Erfolg am Buffet eben mit sich bringt.

Sie haben wahrscheinlich schon selbst die Erfahrung gemacht, wie appetitanregend die Vielfalt eines Buffets wirken kann. Bei so einer Art von Mahlzeit, bei der der Anteil für jeden nicht klar portioniert ist, stellt sich außerdem noch eine spezielle Art von Futterneid ein. Jeder „Mitesser" löst in unserem Unterbewusstsein das Gefühl von Gefahr aus. Die Gefahr, nicht genug zu bekommen. Die Gefahr, dass wir vielleicht genau das eine, das beste Häppchen verpassen. Ironischerweise habe ich noch nie von einem Buffet gehört, bei dem jemand nicht satt geworden wäre. Dennoch scheinen unsere innersten Prägungen dahingehend kein Risiko eingehen zu wollen. Nutzen Sie diese einmalige Chance, die uns unsere Natur bietet und lassen Sie sich bei Anlässen mit Buffet von Ihrer Gier leiten. Halten Sie sich nicht mit wenigen Probierhäppchen auf. Denken Sie immer daran: Wer weiß, wann die nächste Gelegenheit kommt, all diese köstlichen Speisen zu kosten. Machen Sie sich bewusst, was Sie alles verpassen könnten. Wie es letztlich schmeckt, ist dann auch gar nicht so wichtig, wenn auch die Mousse au chocolat in das Kartoffelgratin läuft und der Hering beim Vanilleeis zu liegen kommt. Sehen Sie einfach zu, dass Ihr Teller leer wird und Sie zum nächsten Gang kommen. Ihr Sättigungsgefühl sollte auf diese Weise zuverlässig ausgeschaltet werden und Ihr Magen wird übervoll. Genau das Richtige, um Ihre Energiezufuhr weit über Ihren Bedarf hinaus zu erhöhen und ordentlich aufzuspecken.

Profi-Tipp: Kombinieren Sie an dieser Stelle die Gier am Buffet mit konkreten, selbstauferlegten Verboten. Indem Sie sich zum Beispiel die Nachspeisen versagen, kombinieren Sie die Wirkung einer hohen Kalorienzufuhr mit der beschriebenen dickmachenden Wirkung des Gefühls, auf etwas verzichten zu müssen.

Faktencheck:
Die meisten Speisen an einem Buffet sind erfahrungsgemäß bestenfalls mittelmäßig. Eigentlich würden wir dabei gar nicht viel verpassen. Die Gier lässt uns nur nicht so genau hinschmecken. Fakt ist: Wir wissen, was wir eher mögen und was nicht. Es besteht kein Grund, alles zu probieren. Außerdem gibt es immer ein nächstes Buffet.

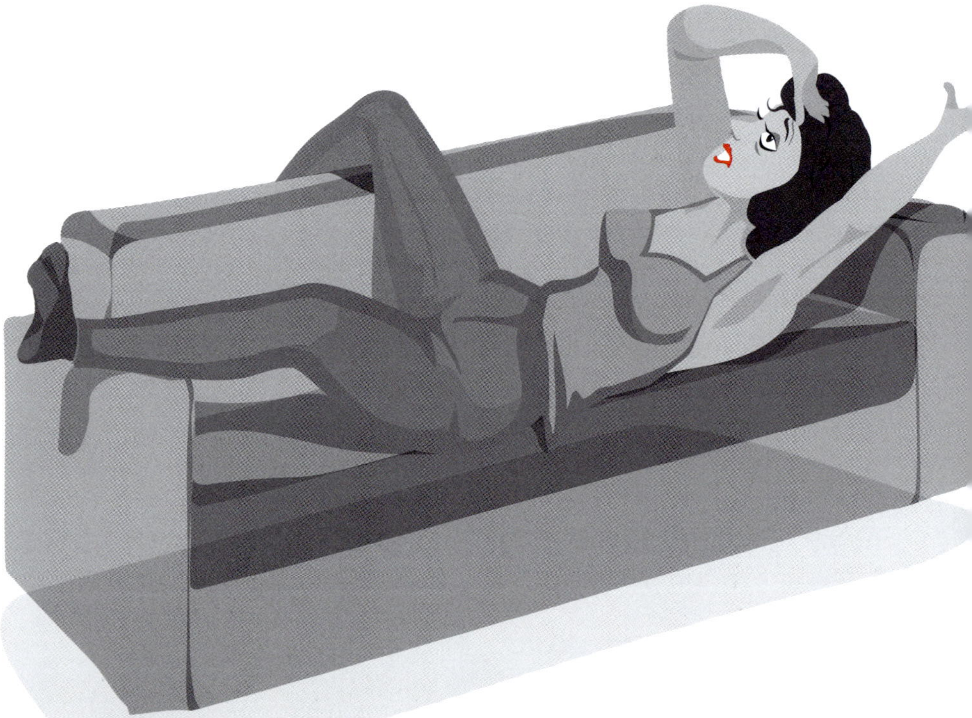

Aktives Unglück

Für ein nachhaltiges Übergewicht reicht es nicht, Essen jederzeit in Reichweite zu halten. Sie müssen auch eine innere emotionale Leere fördern, die Sie mit diesem Essen füllen können. Passenderweise können wir uns allein beim Thema Essen schon eine Menge Leid und Stress selbst zufügen. Den Übergewicht-fördernden Effekt von Stress, Angst oder Wut habe ich in den vorangegangenen Kapiteln immer wieder einmal beschrieben. Darüber hinaus können wir unser aus dem Gleichgewicht geratenes Seelenleben als Anlass für zusätzliche Kalorienzufuhr nutzen, in Form von Trost- oder Frustessen.

Abgesehen von ihrer hilfreichen Wirkung beim Zunehmen ist die Auseinandersetzung mit Gefühlen meist nicht angenehm. Glücklicherweise gibt es hier eine Lösung, die zwei Fliegen mit einer Klappe schlägt. Sie heißt: „Emotionales Essen", also essen, um sich von Gefühlen abzulenken. Essen kann nämlich etwas ganz Besonderes für uns tun: Wenn wir einen Happen zu uns nehmen, löst unser Gehirn ein kleinen Impuls der Belohnung aus. Das negative Gefühl lässt daraufhin für einen kurzen Moment nach. Um diese Entspannung noch einmal zu erleben, müssen Sie nichts weiter tun, als noch einmal etwas zu essen. Mit emotionalem Essen können wir also gleichzeitig unseren Gefühlen ein Schnippchen schlagen und etwas für unser Übergewicht tun.

Für Ihre Gewichtszunahme wäre es fatal, wenn Sie plötzlich gelassen und ausgeglichen durchs Leben gingen. Wenn Sie Ihre Ziele wie Glück, mehr positive Beachtung, Attraktivität und Erfolg erreichten, wären Sie nicht nur um das emotionale Essen beraubt. Sie hätten vermutlich keine Motivation mehr, Diäten zu machen! Und ohne die dazugehörenden dickmachenden Abnehmfehler würden Sie Ihr Übergewicht womöglich substanziell gefährden. Damit Sie weiter zunehmen, hängt deshalb viel davon ab, dass Sie sich selbst um Ihr Unglück kümmern.

16. Wer isst, fühlt nicht

Die Grundlage für Übergewicht durch emotionales Essen liegt in der richtigen Haltung sich selbst gegenüber. Sprache schafft Realität. Achten Sie daher auf den Ton, in dem Sie mit sich selbst sprechen. Formulierungen wie „ich muss“, „ich kann nicht“, „man sollte nicht“, stellen die nötige Distanz zum eigenen Selbst her und lösen dadurch genau den inneren Druck aus, der Ihnen beim Vertilgen ganzer Schokoladentafeln hilft. Versuchen Sie es einmal mit: „Ich sollte das nicht essen“, „Ich müsste disziplinierter sein“, „Nie kann ich mich zusammenreißen“, „Warum bin ich so blöd?!“ Solche Sätze sollten Sie genug deprimieren, um Lust auf eine Packung Gummibärchen zu bekommen. Anfänger mit – noch – robuster Psyche verfallen an diesem Punkt schon mal in Selbstempathie, der störende Gegenbewegung zum Unglück. Selbstempathie bedeutet, dass Sie sich Ihre Fehler verzeihen und sich klar machen, dass Sie ein unperfektes, liebenswertes Wesen wie alle anderen Menschen auch sind. Sie müssten dann für Ihre Bedürfnisse einstehen und Ihre Gefühle bedingungslos annehmen. Das ist nicht nur unbequem, sondern auch der völlig falsche Weg fürs Aufspecken. Seien Sie deshalb vor jeder Form von Mitgefühl und Wertschätzung sich selbst gegenüber gewarnt. Bitte verschwenden Sie hier nicht wertvolle Energie, die Sie ebenso gut in Form von Fett auf den Hüften tragen könnten.

Magda

Magda könnte rund um die Uhr etwas knabbern. Sogar in ihrer Nachttischschublade finden sich Kekse und Kräcker. Irgendwie ist sie immer hungrig. Vor allem, wenn sie sich aufregt, meldet sich ihr Bauch. Am liebsten isst sie dann etwas Knuspriges. Deshalb hat sie in ihrem Haushalt überall Nüsse, Plätzchen, Kekse und Knäckebrot auf Vorrat gelagert. Auch in ihrer Handtasche dürfen Bonbons und Schokolade nicht ausgehen.

Als Krankenschwester hat sie auch bei der Arbeit immer etwas zum Naschen dabei, das sie in ihre Kitteltasche steckt. Als sie diese Notration einmal bei einer Teambesprechung herauszieht, fährt die Stationsleitung sie an: „Magda, können Sie sich nicht mal für fünfzehn Minuten zusammenreißen und sich nichts in Ihren Mund stopfen?!“ Magda murmelt ein zerknirschtes „Entschuldigung“ und packt den Schokoriegel unverrichteter Dinge wieder weg. Sie kann dem ganzen Rest des Meetings überhaupt nicht mehr folgen. Einerseits schämt sie sich, dass ihre Vorgesetzte sie für so verfressen hält, andererseits kann sie es nicht erwarten, endlich in den Schokoriegel zu beißen.

Magdas Job ist sehr stressig, und sie versteht sich nicht gerade gut mit ihren Kollegen. Dazu kommt, dass sie sich ständig für ihre Figur und ihre Naschlust schämt. Richtig entspannen kann sie sich erst zu Hause, wo sie niemand beim Essen stört. Ihre Freundin Luise fragt sie immer wieder, warum sie nicht die Stelle wechselt, wenn es ihr dort nicht gefällt. Aber Magda zuckt dann nur mit den Schultern. „Woanders ist es doch auch nicht anders“, befindet sie.

Die körperliche Wahrnehmung unserer Gefühle sitzt schwerpunktmäßig im Bauch. Mit zunehmender Magenfüllung und wachsenden Fettpolstern bekommen diese Empfindungen weniger Platz. Die Gefühle werden im wörtlichen Sinne unterdrückt. Der Grund für das negative Gefühl geht vom Essen freilich nicht weg. Was immer in Ihnen Ärger, Frust oder Traurigkeit ausgelöst hat, bleibt als Grundlage für weitere Essanfälle zuverlässig erhalten. Sie ersparen sich mit emotionalem Essen auch, sich mit lästigen Fragen über sich selbst auseinanderzusetzen, z.B. „Wie geht es mir gerade?“ Unsere Emotionen und Bedürfnisse sind sehr vielfältig. Es kann einen großen Unterschied machen, ob Sie sich ärgerlich, frustriert oder nur müde fühlen. Um Ihre Gefühle gewinnbringend für Ihr Übergewicht einzusetzen, sind diese Unterscheidungen jedoch eher hinderlich. Um dick zu werden, brauchen Sie nicht einmal wahrzunehmen, ob es Ihnen gut oder schlecht geht. Noch nicht einmal, ob es sich um ein Gefühl oder ein Magenknurren handelt. Beantworten Sie einfach jedes Grummeln, Drücken oder Zwicken in Ihrer Bauchgegend mit einem Snack. So essen Sie einfach immer, ganz unabhängig davon, ob Sie gerade tatsächlich körperliche oder vielleicht eher seelische Nahrung brauchen: Ihre Fettpolster wachsen im Nu!

Faktencheck:
Gefühle, vor allem negative, sind nicht immer leicht zu ertragen. Da scheint es verführerisch, das Problem einfach mit einem Snack herunterzuschlucken. Das ist allerdings nur eine kurzfristige Lösung. Fakt ist: Gefühle gehen auch von alleine wieder vorbei. Umso schneller, wenn Sie sie mit Selbstmitgefühl akzeptieren.

17. Sie können nichts dafür

Einer der besten Abnehmfehler ist, erst gar nicht mit einer Diät anzufangen. Aber Obacht: Das allein verhilft Ihnen nicht zu mehr Gewicht. Sie dürfen gleichzeitig nichts für Ihr eigenes Wohlbefinden tun. Was allerdings erlaubt ist, ist zu jammern. Machen Sie sich und allen anderen in Ihrer Umgebung klar, wie anstrengend Ihr Leben ist und dass Sie gerne alles ändern würden, wenn Sie nur könnten. Eine passive Haltung Ihrem Leben und Ihren Mitmenschen gegenüber entbindet Sie von jeder Verantwortung für sich selbst und macht Ihnen so das Leben leichter. Als Bonus unterstützt diese Opferhaltung Sie dabei, mehr zu essen, denn Sie treibt Ihr Selbstmitleid voran und schafft so Gründe für emotionales Essen.

Luise, verheiratet, 34 Jahre 1,80 m, 99 kg

Luise ist nicht umsonst Magdas beste Freundin. Sie nerven sich gegenseitig nicht wegen ihrer Nascherei und können sich stundenlang gegenseitig vorjammern, wie schlecht die Welt ist. Luise hat zwei Söhne, die sie ordentlich auf Trab halten, worüber sie sich besonders gern auslässt. Auch die fehlende Unterstützung durch ihren Mann ist eines ihrer Lieblingsthemen. Sie verträgt außerdem kein Gluten, das in allen Getreideprodukten, Mehl und Gebäck zu finden ist.

„Ich würde ja meine Ernährung gerne ändern, aber ich komme einfach zu nichts!", beklagt sie sich Magda gegenüber beim Kaffeetrinken. „Thomas ist ja nie zu Hause, und die Jungs brauchen meine ganze Aufmerksamkeit!" Magda versteht das: „Das ist bei mir auch nicht anders. Bei meinem Dienstplan habe ich einfach keine Zeit, um selbst zu kochen." Doch Luise setzt noch einen drauf: „Du hast es ja noch gut! Du kannst dir wenigstens zwischendurch ein Brötchen holen. Bei mir ist das ja immer so ein Aufwand, bis ich etwas finde mit meiner Gluten-Unverträglichkeit. Es ist ein Wunder, dass ich überhaupt noch etwas esse!" Magda sieht an ihrer korpulenten Freundin herunter und spart sich einen Kommentar.

Luises Mann macht sich wirklich Sorgen um seine Frau, auch wegen ihres hohen Gewichtes. Er würde gerne mehr für sie tun, aber es ist schwer, es ihr recht zu machen. Wenn er sie am Abend darauf hinweist, dass sie bereits zum wiederholten Mal an den Süßigkeitenschrank geht, blafft Luise nur zurück: „Und wessen Schuld ist das?!

Wie soll ich mich denn sonst entspannen, wenn mir schon keiner im Haushalt hilft?!“

Anders als Azra, die wir in Kapitel 4 kennengelernt haben, denkt Luise nicht, dass sie ihr Übergewicht einer Laune der Natur verdankt. Sie ist davon überzeugt, dass sie sofort abnehmen könnte, wenn die Welt damit aufhören würde, gegen sie zu arbeiten. Für Luise ist der Fall klar, sie ist ein Opfer der Umstände! Das Gefühl, alle anderen seien schuld, führt bei Luise natürlich zu Ärger und Frust. Diese Technik zum Aufspecken durch die Übertragung der Verantwortlichkeit auf andere ist hochkomplex und vielleicht für Einsteiger nicht geeignet. Wenn Sie sich noch schwer tun, andere für Ihr Gewicht verantwortlich zu machen, versuchen Sie es mit folgendem Gedankenmodell: Man kann von Ihnen nicht erwarten, dass Sie sich um sich selbst kümmern, schließlich müssen Sie sich um alle anderen kümmern. Und wenn sonst niemand für Sie sorgt, bleibt Ihnen ja keine andere Freude als zu essen.

Profi-Tipp: Mit der richtige Opferhaltung nutzen Sie Ihre nächststehenden Menschen als Anlass für emotionales Essen und specken sauber auf. Zudem haben Sie im Streit immer das Recht auf Ihrer Seite!

Faktencheck:
Wir haben so viel Verantwortung zu tragen, und ständig will jemand etwas von uns. Es jedem recht machen zu wollen führt dazu, dass wir keine Kraft mehr für uns selbst haben. Und es wirkt für uns dann so, als seien alle anderen Schuld an unserem Leid. Fakt ist: Wir entscheiden selbst über die Prioritäten in unserem Leben, und wir können diese Prioritäten auch ändern.

18. Ein guter Rat

Passiv zu bleiben und andere entscheiden zu lassen, hat noch mehr Facetten, die Ihnen beim Aufspecken helfen. Zum Beispiel kann jeder gute Rat zum Thema Essen und Abnehmen den Aufspeck-Effekt fördern. In manchen Situationen sind Sie sich vielleicht gar nicht bewusst, dass Sie gerade einen fundamentalen Ernährungsfehler begehen. Zum Glück gibt es genug aufmerksame Mitmenschen, die sich aufopferungsvoll einmischen und Sie aufklären. Diese Personen sind natürlich über jeden Zweifel an der ernährungswissenschaftlichen Kompetenz erhaben. Beim Essen ist praktisch jeder Experte. Schließlich hat jeder schon einmal etwas gegessen. Wagen Sie es also nicht, einen der wertvollen Hinweise in den Wind zu schlagen. Wenn Sie all das essen, was nach Meinung Ihrer verschiedenen Berater gesund oder richtig ist, sollten Sie keine Mühe haben, zuzunehmen.

Ein guter Rat ist für Ihr Übergewicht umso mehr wert, wenn er ungefragt daherkommt. Wenn Sie schon etwas mehr Gewicht mit sich herumschleppen und damit quasi Ihre Hilfsbedürftigkeit in Sachen Ernährung nach außen tragen, haben Sie diese Art der Nächstenliebe sicher schon genossen. Dann kennen Sie wahrscheinlich auch die Wut, die diese ungefragten Empfehlungen in Ihnen auslösen. Fortgeschrittene Aufspecker schaffen es, diese Wut gleich gegen sich selbst zu wenden, indem sie sich für Ihr Essverhalten oder Ihr Figur schämen und die Schuld bei sich selbst suchen. Der Wert dieser an sich negativen Gefühle, Ärger, Schuld und Scham, für Ihr Übergewicht liegt im emotionalen Stress, den sie auslösen. Dieser Stress schlägt sich gewöhnlich in einem unwiderstehlichen Heißhunger auf Süßes nieder. So nutzen Sie Ihren Missmut über ungefragte Ernährungsratschläge für den Aufspeck-Effekt.

Nicht immer wird die Macht der Ratschläge fürs Übergewicht richtig genutzt. Ein natürlicher Anfängerfehler ist es, den wohlmeinenden Ratgeber darauf hinzuweisen, dass Sie selbst entscheiden, was Sie essen möchten. Sie werden dafür kein Verständnis ernten und darüber hinaus die Person vergraulen, der so sehr an Ihrem Wohlergehen gelegen ist. Anstatt also selbstbewusst der eigenen Urteilsfähigkeit zu vertrauen, seien Sie lieber froh, dass sich jemand die Mühe macht, sich Ihrer offensichtlichen Ernährungsprobleme anzunehmen.

Echte Profis drehen den Spieß gleich um und werden selbst gute Ratgeber für andere. So können sie etwas von ihrem Wissen an die Gesellschaft zurückgeben. Wer kennt sich besser mit Ernährung aus als jemand, der sich schon seit Jahren mit jeder erdenklichen Diät herumgeschlagen hat? Wenn Sie diesen Weg beschreiten wollen, preisen Sie jede Ihrer neuen Erkenntnisse als allein heilsbringend an und verteufeln Sie alles andere als Irrtum. Dies ist eine probate Methode: Autoren von Diätratgebern machen es schließlich auch nicht anders. Jede Überzeugung, die Ihnen hilft, eine möglichst unausgewogene Sicht auf Ihre Figur und Ihr Essverhalten zu erreichen, ist erlaubt und bringt Sie Ihrem Übergewichtsziel näher.

Jörg, Single, 43 Jahre, 1,91 m, 114 kg

Jörg ist ziemlich verunsichert über seinen Körper. Er lässt sich leicht von den Menschen in seiner Umgebung und deren Meinung beeinflussen. Seine wichtigsten sozialen Kontakte sind die Männer aus seinem Kegelverein. Die Gruppe trifft sich häufig in ihrem Stammlokal, meist mehrmals wöchentlich, auch wenn nicht gekegelt wird. Deftiges Essen und das ein oder andere Bierchen sind bei diesen Runden Standard. Der Großteil seiner Kumpels trägt auch schon einen beachtlichen Ranzen vor sich her.

Gegen seine Freunde sieht Jörg noch recht gut aus. „Der Jörg ist unser Hänfling", tönen die Kegelbrüder spaßeshalber. Sie versichern sich ständig gegenseitig, dass ein richtiger Mann einen Bauch haben muss und dass Fleisch bekanntlich alle lebenswichtigen Vitamine enthält. Gemüse sei nur Hasenfutter und Vegetarier bedauernswerte Spaßbremsen. Einerseits fühlt Jörg sich bestätigt, dass das mit der gesunden Ernährung alles Quatsch ist, andererseits würde er doch gerne mal einen Beilagensalat zu seinem Schnitzel bestellen, ohne gleich ausgelacht zu werden.

Zu Hause sieht es für ihn ganz anders aus. Jörg wohnt alleine, und es fehlt ihm Ansprache und Bestätigung. Seine Mutter ruft fast jeden Tag an und bemüht sich redlich, ihn mit den besten Tipps für ein gesundes Leben zu versorgen. „Hast du denn die Rohkostrezepte ausprobiert, die ich dir gegeben habe? Du weißt doch, wie wichtig Vitalstoffe sind! Und zum Abnehmen ist das auch gut." In Jörgs Küche stapeln sich Broschüren über Vitaminprä-

parate und Artikel über Ernährungstrends, die ihm sein Mutter fürsorglich vorbeibringt. Seine Kumpels dürften das nicht sehen. Aber seiner Mutter zuliebe probiert er immer wieder etwas davon aus.

Noch besser, als sich auf zufällige Ratschläge zu verlassen, ist, sich mit Menschen zu umgeben, die eine Haltung vertreten, die Sie beruhigt und bei der Sie nichts an Ihrem Leben ändern müssen. Wenn möglich, geben Sie die Entscheidung, was oder wie viel Sie essen, ganz in die Hände wohlmeinender Mitmenschen. So geraten Sie nicht in die Gefahr, selbst darüber nachdenken zu müssen, was das Richtige für Sie ist. Wenn Sie plötzlich selbst Verantwortung dafür übernähmen, was gut für Sie ist, müssten Sie gerade anfänglich mit spürbarer Unsicherheit rechnen. Außerdem könnte es zu Konfrontationen mit Ihrer Umwelt kommen, wenn Sie einfach das äßen, was Sie wollen. Bleiben Sie stattdessen lieber in Ihrer Komfortzone, in der nicht die Gefahr besteht, dass Ihnen die Gründe für emotionales Essen ausgehen.

Faktencheck:
Ratschläge sind auch Schläge, sagt man. Sie unterminieren unser Selbstvertrauen und hindern uns daran, zu ausgewogenen Entscheidungen zu kommen. Fakt ist: Es gibt nur eine Person, die wirklich beurteilen kann, was wir brauchen: Das ist jeder und jede Einzelne von uns selbst.

19. Pech haben beim Abnehmen

Wie weiter oben schon angeklungen, ist es für das Übergewicht von fundamentaler Bedeutung, dass Sie Ihre Diätbemühungen auch wieder einstellen. Für gewöhnlich stellt dieser Schritt keine große Herausforderung dar. Was aber, wenn Sie versehentlich tatsächlich Gewicht verlieren? Eine zufällige Reduzierung Ihres Gewichtes scheint unwahrscheinlich, kommt aber immer mal wieder vor. In diesem Fall ist höchste Vorsicht geboten, schließlich ist Ihre Motivation für Diäten und deren Aufspeck-Effekt gefährdet.

Liliane, Single, 60 Jahre, 1,78 m, 81 kg

Liliane lag in letzter Zeit leider mit einer schweren Magen-Darm Grippe im Bett und hat so flugs acht Kilo verloren. Darüber hätte sie natürlich entzückt sein können, schließlich versucht sie schon seit langem, etwas Gewicht zu verlieren. Aber Liliane ist nicht neu in der Welt von Übergewicht und Diäten und weiß, wie schnell so ein Abnehmerfolg wieder zunichte sein kann.

Sie klagt ihr Leid ihrer Schwester Maria: „Weißt Du, das Gemeine daran ist, dass ich JETZT plötzlich abnehme. Vor zehn Jahren, da hätte ich es gebraucht, da hatte ich diesen Günther im Auge. Aber was nutzt es mir jetzt? Das wird doch nie mehr alles straff!“ Ihre Schwester versteht sie da gut. „Ich weiß, was du meinst! Und wenn, dann nimmt man ohnehin nur an den falschen Stellen ab!“

Noch wütender macht Liliane die Sicherheit, dass sie das neue Gewicht ohnehin nicht wird halten können. Sie fängt dennoch an, Abends auf Kohlenhydrate zu verzichten und steigt täglich auf die Waage. Nach einer Woche geht sie dazu über, auch noch ihr Frühstück zu halbieren. Das hilft auch für einige Zeit, das Gewicht zu halten, aber nach und nach schleichen sich die Kilo doch wieder auf Lilianes Problemzonen.

Wichtig ist, nach einem zufälligen Gewichtsverlust wieder auf den Pfad des Übergewichts zurückzufinden. Profis wie Liliane stellen sich auf den Standpunkt, der Verlust an Masse sei ein Geschenk des Universums gewesen, das sie gar nicht verdient haben. Dieses Geschenk kann deshalb jederzeit wieder genommen werden. Daraus ergibt sich der Stress, ab jetzt ernährungstechnisch alles richtig machen zu müssen, um sich seines „Abnehmglückes" würdig zu erweisen. Dieser Stress kann ohne Umwege in Heißhunger und emotionales Essen umgesetzt werden. So verhilft Ihnen die Angst vor dem Zunehmen genau dazu.

Eine alternative Strategie, um wieder zuzunehmen, ist, das „Geschenk" des Gewichtsverlustes rundweg zurückzuweisen. Wie in unserem Beispiel könnten Sie sich sagen, dass Sie den unverhofften Gewichtsverlust zu einem völlig anderen Zeitpunkt hätten brauchen können und sich grämen, dass Sie nie zum rechten Zeitpunkt Glück haben. Oder Sie hadern damit, dass Sie nicht so abgenommen haben, wie Sie sich das gewünscht hätten. Dafür brauchen Sie natürlich ein Konzept, wo und wie genau ein optimaler Gewichtsverlust zu sein hat. Die Wahrscheinlichkeit, dass

Ihre Vorstellungen genau so eintreffen werden, liegt praktisch bei Null. So können Sie mit Ihrem Körper hadern, ganz unabhängig wie viel Sie ab- oder zunehmen und eine generelle Unzufriedenheit mit Ihrer äußeren Erscheinung kultivieren. So schaffen Sie eine wesentliche Basis für emotionales Essen und Übergewicht.

Faktencheck:
Abnehmen funktioniert nicht nach dem Wunschprinzip. Unsere Figur bleibt von der Grundtendenz immer gleich, ob wir viel oder wenig wiegen. Wir neigen gewöhnlich entweder zu einem dicken Oberkörper oder zu dickem Po und stämmigen Beinen. An bestimmten Stellen abnehmen zu können, ist ein nicht tot zu bekommender Mythos. Fakt ist: Je realistischer wir unsere Figur und unsere Fähigkeit abzunehmen einschätzen, umso zufriedener werden wir mit uns.

20. Ab hier wiederholen

Vielleicht fragen Sie sich, wie Sie noch größeres Übergewicht erreichen können, wenn Sie bereits allen Hinweisen in diesem Buch folgen. Das ist ganz leicht: Wiederholen Sie einfach sämtliche beschriebenen Abnehmfehler. Einer der Grundirrtümer über Diäten lautet, dass man durch sie Fett verliert. Wenn Sie nach einer gescheiterten Diät zugenommen haben, können Sie einfach mehr von der selben Strategie anwenden. Sie versuchen, mit noch einer Diät noch mehr Fett abzunehmen. Und je mehr Sie abnehmen wollen, desto dicker werden Sie langfristig.

Albert, Single, 30 Jahre, 184 m, 162 kg

Albert war schon als Kleinkind moppelig. Mit 13 ging es zum ersten Mal in eine Abspeckeinrichtung für Kinder. Mit 23 machte er bei einem Abnehmwettbewerb mit und jetzt, mit 30 ist er in einem von der Krankenkasse geförderten Programm für stark Übergewichtige. Albert kann jede Kalorientabelle auswendig herunterbeten und hat jede Diät, Ernährungsumstellung und Abnehmtechnik ausprobiert, die er finden konnte.

Obwohl ihm nichts davon nachhaltigen Erfolg beschert hat, gibt Albert nicht auf. Er will endlich die richtige Diät für sich finden. „Gestern habe ich von einer stoffwechselbasierten Ernährungsform auf Tagesrhythmusbasis gelesen!“ erzählt er seinem Freund Henning aufgeregt. „Damit nimmt man ganz natürlich ab, und der Jojo-Effekt ist praktisch ausgeschlossen!“ Henning ist selbst diäterfahren, aber im Gegensatz zu Albert zweifelt er daran, dass er die richtige Strategie nur noch nicht entdeckt hat. „Das schreiben die doch alle!“, hält er Albert entgegen. „Da zahlst du eine Menge Geld, hältst dich an komplizierte Regeln, und wenn es am Ende nicht klappt, bist du irgendwie selber schuld.“

Albert lässt sich von Hennings schlechter Laune nicht herunterziehen. Es muss das richtige Programm für ihn geben, er hat es nur noch nicht gefunden. Außerdem: Welche Alternative hat er denn? Etwa keine Abnehmversuche mehr zu machen? Und einfach weiter unkontrolliert zuzunehmen?

Albert hat das Glück, dass ihm die Ironie seiner Gedanken entgeht. Tatsächlich liegt das Potenzial zum Zunehmen nicht darin, keine Diäten mehr zu machen, sondern nicht mit den Diäten aufzuhören. Jedem Aufspeck-Anfänger muss klar sein: Diäten sind die einzige Lösung zum Abnehmen. Der einzige Weg, Ihre Ziele zu erreichen, ist, immer weiter auf Ihre Ernährung zu achten. Wenn Sie trotz aller Ernährungsregeln nicht schlank, erfolgreich und glücklich werden, haben Sie ganz offensichtlich nur noch nicht genug Diät gemacht. Oder Sie haben, wie Albert, einfach das richtige Programm für sich noch nicht gefunden. Damit stehen wir wieder am Anfang dieses Buches, und Sie können wieder und wieder all die Abnehmfehler begehen, um für Ihr Übergewicht zu sorgen. Tragen Sie Ihren Teil dazu bei, sich und die ganze Menschheit vor den Gefahren einer schlanken Gesellschaft zu bewahren und Frieden und Wohlstand zu sichern.

Faktencheck:
Ob Jo-Jo-Effekt oder nicht hängt nicht davon ab, welche Diät wir machen, wie viel Sport wir treiben oder welche Mittelchen wir schlucken. Solange wir nur in unserer Umgebung nach einer Lösung für unsere Probleme suchen, werden die Erfolge immer bestenfalls vorübergehend sein. Fakt ist: Unser Gewicht und unsere Fähigkeit, es zu verringern, hängen davon ab, dass wir erforschen, was uns in jedem Moment wirklich gut tut.

Eine Warnung zum Ende

Es ist nicht auszuschließen, dass ich es trotz all der schlagenden Argumente nicht geschafft habe, Sie vom Wert des Übergewichts zu überzeugen. Vielleicht wollen Sie immer noch lieber abnehmen, und vielleicht schaffen Sie es sogar. Dann möchte ich Sie nicht ohne eine eindringliche Warnung entlassen. Überlegen Sie sich einmal, was passieren würde, wenn Sie wirklich Gewicht verlören. Was wäre, wenn Sie tatsächlich endlich wieder in Ihr altes Tennistrikot oder in die zu klein gekaufte Designerjeans passten?

Im besten Fall wären Sie einige Tage glücklich. Aber schon bald wird Angst Ihre Stimmung trüben. Angst, wieder zuzunehmen und Angst, die Herkules-Tat des Abnehmens nicht noch einmal leisten zu können. Das Verzichten und Aufpassen beim Essen und das chronisch schlechte Gewissen enden nämlich nicht am Abnehmziel. Es wird sogar noch schlimmer als vorher, denn jetzt haben Sie etwas zu verlieren. Was werden die Kollegen sagen, die Ihre neue Figur gelobt haben, wenn Sie wieder zunehmen? Was wird Ihr Partner denken, der Ihnen endlich wieder Komplimente macht? Ihr schlankeres Ich wäre ständig damit beschäftigt, zu verhindern, dass Ihr dickes Ich zurückkehrt. Und das wird es, versprochen!

Wenn Sie Pech haben, ändert sich absolut gar nichts, obwohl Sie abgenommen haben. Obwohl Sie schlanker sind, sind Ihre Probleme alle noch da. Der Chef nervt wie zuvor, die Kinder nölen wie immer, und der Partner vertreibt sich die Zeit in der Kneipe statt an Ihrer Seite. Sie stellen fest, dass Sie gar kein Interesse mehr an Tennis haben und dass Ihnen Designerkleidung auf Dauer zu teuer ist. Alle Opfer, die Sie beim Abnehmen erbracht haben, wären völlig umsonst. Warum sich also weiter quälen? Geben Sie dem Übergewicht eine Chance!

Das dritte, wenngleich unwahrscheinlichste Szenario ist, dass Sie den Wunsch abzunehmen aufgeben, weil Sie erkennen, dass Ihr Gewicht und Ihr Wert als Mensch nichts miteinander zu tun haben. Ihnen wird klar, dass es für Ihre Probleme offenbar keine große Rolle spielt, wie dick oder dünn Sie sind. Sie erkennen, dass die Menschen, die Sie über ihr Gewicht definieren, selbst unsicher wegen ihres Körpers sind. Vielleicht fangen Sie an zu vermuten, dass das Glück, dass Sie suchten, gerade von Ihrem Versuch, perfekt zu sein, verhindert wurde. Und als einzig logische Konsequenz erscheint Ihnen, alles lockerer angehen zu lassen und das Glück im gegenwärtigen Moment zu suchen. Wundern Sie sich dann aber bitte nicht, wenn das nichts wird mit dem Übergewicht!

Checkliste Abnehmfehler

Wie gut sind Sie im Aufspecken?

Manche Strategien zum Aufspecken können Sie vielleicht schon aus dem Effeff, andere müssen Sie vielleicht noch üben. Testen Sie hier, wie weit Ihre Fähigkeiten zum Zunehmen schon entwickelt sind. Für jede Aussage, die auf Sie zutrifft, dürfen Sie sich einen Punkt geben. Eine Auswertung finden Sie am Ende der Checkliste.

1. Ich finde, ich bin zu dick.

2. Ich fürchte mich davor, immer weiter zuzunehmen.

3. Ich denke, alle meine Probleme lösen sich, wenn ich schlank bin.

4. Ich weise Komplimente grundsätzlich zurück.

5. Ich kenne meine Problemzonen.

6. Ich kenne meinen Body-Mass-Index.

7. Ich kenne mein konkretes Wohlfühlgewicht.

8. Ich wiege mich täglich oder zumindest mehrmals pro Woche.

9. Ich bin der/die Dickste in meinem Umfeld, bzw. habe den dicksten Hintern/Beine/Bauch.

10. Ich denke, ich bin zu wenig diszipliniert, deshalb nehme ich immer wieder zu.

11. Ich denke, die Menschen in meinem Umfeld sind schuld, dass ich keine Zeit für mich habe.

12. Ich erlaube mir bestimmte Lebensmittel nur ganz selten, weil sie ungesund sind und/oder dick machen.

13. Ich esse manchmal nichts, obwohl ich Hunger habe, weil ich es mir nicht erlaube.

14. Ich esse nicht das, was mir schmeckt, sondern was gesund ist.

15. Ich esse nicht das, was mir schmeckt, sondern was weg muss.

16. Ich esse nicht das, was mir schmeckt, sondern das, was es eben gerade gibt.

17. Ich esse nicht das, was mir schmeckt, sondern das, was andere mir empfehlen.

18. Ich esse nicht das, was mir schmeckt, sondern das, was ich will, dass meine Familie isst.

19. Ich kann keine Reste auf dem Teller lassen.

20. Ich esse, wenn ich Langeweile, Frust oder Wut fühle.

Auswertung:

20-14 Punkte: Glückwunsch! Sie sind bereit für eine Zukunft mit Übergewicht. Machen Sie einfach weiter so und holen Sie sich ein paar zusätzliche Anregungen aus diesem Buch. Sie müssen sich nie mehr Sorgen machen, schlank zu werden.

13-6 Punkte: Da ist schon viel Schönes dabei. Sie laufen allerdings immer noch Gefahr, die besten Abnehmfehler zu verpassen und mit Ihrem Übergewicht lange auf der Stelle zu treten. Lesen Sie das Buch noch einmal und halten Sie sich genauer an die Hinweise!

5-0 Punkte: Es ist noch nicht alles verloren. Sie zeigen gute erste Ansätze für die richtige geistige Einstellung für Übergewicht. Geben Sie sich nicht auf, sondern machen Sie erst einmal kleine Schritte. Suchen Sie sich zusätzlich Hilfe im Fastfood-Restaurant Ihres Vertrauens.

Schlusswort

Ich habe in den letzten Jahren mit vielen unterschiedlichen Menschen arbeiten dürfen; viele Bekannte teilten mit mir ihre Erlebnisse beim Essen und beim Kampf mit dem Gewicht. In den Fallbeispielen, die ich in diesem Buch verwende, sind allerdings alle Namen und Geschichten frei erfunden und nur angelehnt an Berichte von Teilnehmern meiner Seminare und anderer Menschen in meiner Umgebung. Auch wenn es sich in den Geschichten nicht um reale Personen handelt, bin ich beim Schreiben manchmal erschrocken, wie bitter sich manche Wahrheiten übers Zu- und Abnehmen anhören, wenn man sie auf den Punkt bringt. Manches davon ist für Sie zunächst vielleicht „schwer zu schlucken". Daher mein Appell: Nehmen Sie das Thema Essen nicht so schwer! Es ist nicht das Wichtigste auf der Welt, was oder wie Sie essen. Ich hoffe, dass Sie bei der Lektüre dieses Buches viel zu lachen hatten. Und wenn Sie es am Ende zornig in die Ecke werfen und sich vornehmen, keinen Gedanken mehr an die „richtige" Ernährung zu verschwenden, soll es mir recht sein.

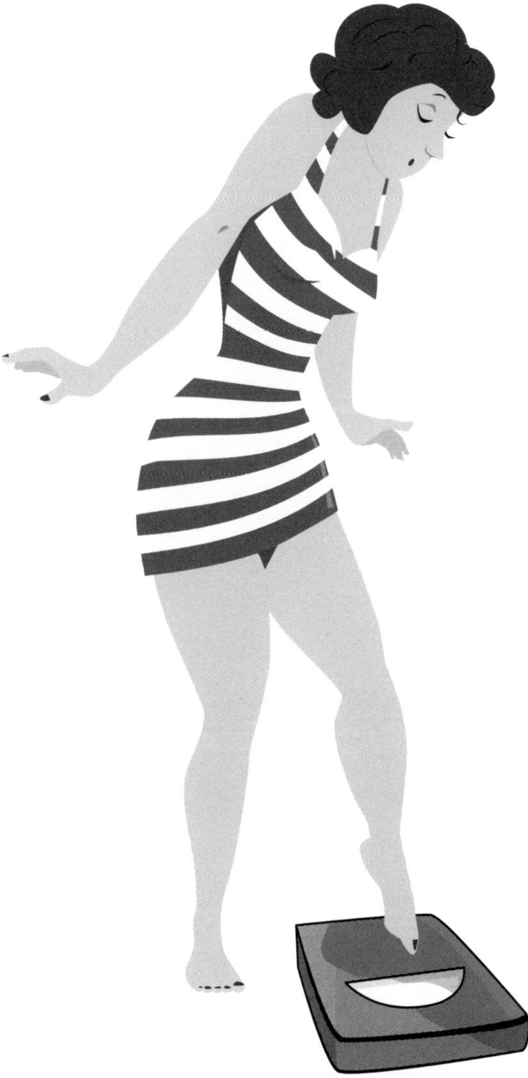

Notizen

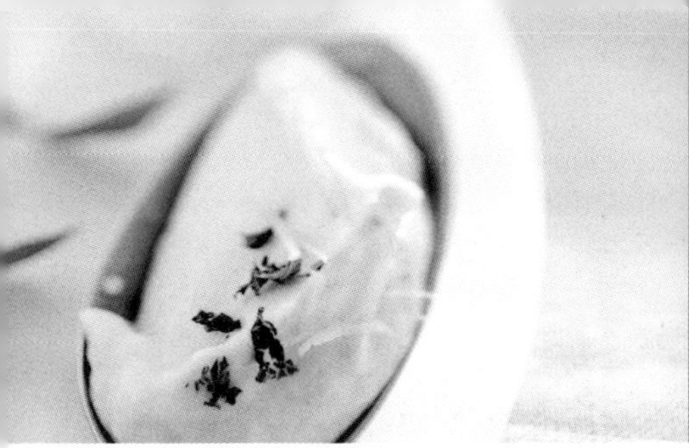

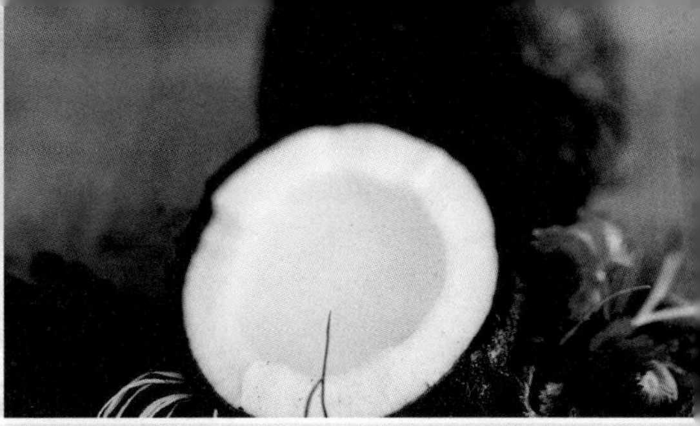

systemed Küchenratgeber

auch als eBOOK

Low-Carb – Low-Budget.
Kohlenhydratbilanzierte Küche für den kleinen Geldbeutel.
Wolfgang Link | Dr. med. Jürgen Voll
978-3-942772-65-5 **8,99 €**

Low-Carb unterwegs.
40 Rezepte für die Reise und zum Mitnehmen.
Franca Mangiameli | Heike Lemberger
978-3-942772-66-2 **8,99 €**

Low-Carb vegan.
40 Rezepte ohne tierische Lebensmittel.
Franca Mangiameli | Heike Lemberger
978-3-942772-68-6 **8,99 €**

auch als eBOOK

Low-Carb in 15 Minuten.
40 »leichte« Schnellrezepte zum Genießen.
Wolfgang Link
978-3-942772-75-4 **8,99 €**

Low-Carb-Powerwoche.
In 7 Tagen Vitalität gewinnen und Gewicht verlieren.
Wolfgang Link | Dr. med. Jürgen Voll
978-3-942772-87-7 **8,99 €**

Low-Carb in der Schwangerschaft.
Gesundheit mit wenig Kohlenhydraten für Mutter und Baby.
Annett Schmittendorf
978-3-942772-72-3 **8,99 €**

Low-Carb-Feierabendküche.
5 Zutaten – 15 Minuten – 40 Rezepte.
Wolfgang Link
978-3-95814-059-2 **8,99 €**

Low-Carb-Nudelküche.
30 köstliche echte Pastarezepte mit wenig Kohlenhydraten.
Wolfgang Link
978-3-95814-047-9 **8,99 €**

NEU

Low-Carb-One-Pot.
1 Topf – alle Zutaten – 36 kohlenhydratarme Rezepte.
Wolfgang Link
978-3-95814-095-0 **8,99 €**

Low-Carb für Sportler.
30 kohlenhydratreduzierte Gerichte für den Sportler.
Wolfgang Link | Dr. med. Jürgen Voll
978-3-942772-91-4 **8,99 €**

auch als eBOOK

Low-Carb-Desserts.
40 Desserts mit wenig Kohlenhydraten.
Wolfgang Link
978-3-942772-95-2 **8,99 €**

auch als eBOOK

Low-Carb-Pfannengerichte.
40 Rezepte für die schnelle Pfanne mit wenig Kohlenhydraten.
Wolfgang Link
978-3-942772-93-8 **8,99 €**

Low-Carb bei Nahrungsmittelunverträglichkeit.
30 Rezepte bei Laktoseintoleranz/Fruktoseintoleranz/Zöliakie.
W. Link | Dr. med. J. Voll **4,99 €**
978-3-942772-74-7 ~~**7,99 €**~~

Low-Carb für den Hund.
Artgerechte Hundeernährung mit wenig Kohlenhydraten – Wissen, Tipps und Rezepte.
Ursula Bien
978-3-95814-011-0 **8,99 €**

Low-Carb vegetarisch.
40 vegetarische Rezepte ohne Fisch und Fleisch.
Wolfgang Link
978-3-95814-005-9 **8,99 €**

Low-Carb-Suppen.
40 Suppen und Eintöpfe zum einfachen Nachkochen.
Manuela Oehninger Suter
978-3-95814-004-2 **8,99 €**

Low-Carb für Einsteiger.
32 Rezepte mit zahlreichen Varianten für den Start in eine kohlenhydratarme Ernährung.
Manuela Oehninger Suter
978-3-95814-048-6 **8,99 €**

NEU

Low-Carb-Burger.
40 großartige Burgerrezepte mit wenigen Kohlenhydraten.
Wolfgang Link
978-3-95814-074-5 **8,99 €**

Low-Carb kalte Küche.
40 kohlenhydratarme Rezepte ohne zu kochen.
Manuela Oehninger Suter
978-3-95814-021-9 **8,99 €**

auch als eBOOK

Low-Carb-Aufläufe.
40 kohlenhydratarme Rezepte aus dem Ofen & Wissenswertes zu Auflaufformen.
Wolfgang Link
978-3-95814-022-6 **8,99 €**

auch als eBOOK

Low-Carb-Backen für den Alltag.
22 kohlenhydratarme, einfache und 100% funktionierende Rezepte für Kuchen und Kekse.
Beate Strecker
978-3-95814-033-2 **8,99 €**

auch als eBOOK

Low-Carb-Weihnachtsbäckerei.
22-mal Kekse, Gebäck und Konfekt zur Weihnachtszeit.
Beate Strecker
978-3-95814-043-1 **8,99 €**

Low-Carb für Diabetiker.
29 kohlenhydratarme Rezepte zur Blutzuckerregulation.
Wolfgang Link | Dr. Jürgen Voll
978-3-95814-045-5 **8,99 €**

Low-Carb-Frühstück.
40 abwechslungsreiche Frühstücksideen mit wenig Kohlenhydraten.
Wolfgang Link
978-3-95814-046-2 **8,99 €**

Low-Carb mediterran.
34 kohlenhydratarme Rezepte mit garantiertem Ferienfeeling.
Manuela Oehninger Suter
978-3-95814-055-4 **8,99 €**

NEU

Low-Carb-Classics.
40 kohlenhydratarme Rezepte aus der traditionellen Hausmacherküche.
Wolfgang Link
978-3-95814-081-3 **8,99 €**

Ketogene Ernährung

BEST-SELLER
auch als eBOOK

Krebszellen lieben Zucker – Patienten brauchen Fett.
Gezielt essen für mehr Kraft und Lebensqualität bei Krebserkrankungen.
Prof. Ulrike Kämmerer
Dr. Christina Schlatterer | Dr. Gerd Knoll
978-3-927372-90-0 **24,99 €**

Ketogene Ernährung bei Krebs.
Die besten Lebensmittel bei Tumorerkrankungen.
Prof. Ulrike Kämmerer
Dr. Christina Schlatterer | Dr. Gerd Knoll
978-3-95814-037-0 **14,99 €**

KetoKüche für Einsteiger: Rezepte & Kraftshakes.
50 ketogene Rezepte, die schmecken.
Dorothee Stuth | Ulrike Gonder
978-3-942772-42-6 **14,99 €**

KetoKüche zum Genießen.
Mit gesunden Gewürzen und Kokosnuss. Über 100 ketogene Rezepte für Genießer.
Bettina Matthaei | Ulrike Gonder
978-3-942772-44-0 **19,99 €**

KetoKüche mediterran.
90 kohlenhydratarme Gerichte rund um das Mittelmeer.
Bettina Matthaei | Ulrike Gonder
978-3-95814-044-8 **19,99 €**

JETZT ALS PAPERBACK

Stopp Alzheimer!
Wie Demenz vermieden und behandelt werden kann.
Dr. Bruce Fife **20,00 €**
978-3-942772-86-0 ~~**24,99 €**~~

Stopp Alzheimer! Praxisbuch.
Wie Demenz vermieden und behandelt werden kann. Mit zahlreichen Rezepten, Mental-Test sowie Warenkunde und Kohlenhydrattabellen.
Dr. Bruce Fife
978-3-942772-27-3 **12,99 €**

NEU

Essen! Nicht! Vergessen!
Demenzrisiko wegessen – oder: Wie die Ernährung vor Alzheimer & Co. schützen kann.
Dr. Peter Heilmeyer | Ulrike Gonder
978-3-95814-070-7 **15,95 €**

Das Beste aus der Kokosnuss.
Natives Bio-Kokosöl und Bio-Kokosmehl.
Ulrike Gonder
978-3-942772-56-3 **4,99 €**

Kokosöl (nicht nur) fürs Hirn!
Wie das Fett der Kokosnuss helfen kann, gesund zu bleiben und das Gehirn vor Alzheimer und anderen Schäden zu schützen.
Ulrike Gonder
978-3-942772-38-9 **7,49 €**

Positives über Fette und Öle.
Warum gute Fette und Öle so wichtig für uns sind.
Ulrike Gonder
978-3-942772-57-0 **4,99 €**
Alle 3 Bücher im Paket
978-3-942772-55-6 **14,00 €**

KetoKüche kennenlernen.
Die ketogene Ernährung in Theorie und Praxis.
Ulrike Gonder | Anja Leitz
978-3-942772-80-8 **8,99 €**

Das angesagte, Ernährungsthema im systemed Verlag: Gezielt essen bei Krebserkrankungen, Alzheimer und Demenz mit ketogener Ernährung.

Praxisbroschüre Rezepte zur Unterstützung einer ketogenen Ernährung für Krebspatienten.
Prof. Ulrike Kämmerer | Nadja Pfetzer
(erhältlich nur beim Verlag) **6,90 €**

systemed verlag

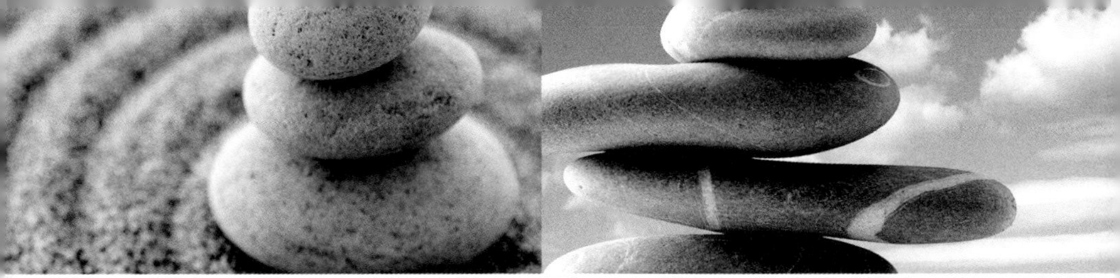

Yoga & Achtsamkeit

Das Hatha Yoga Praxisbuch.
Für Einsteiger und Fortgeschrittene.
Marcel Anders-Hoepgen
978-3-95814-035-6 **29,99 €**

Sonderedition
NEU
Endlich gut schlafen. (Doppel-CD)
»Gut schlafen« & »Besser schlafen« – die Klassiker in einem Paket.
Marcel Anders-Hoepgen
978-3-95814-102-5 **15,00 €**

Die Yogi-Methode.
30-Tage-Challenge zur achtsamen Ernährung.
Vegan – ayurvedisch – yogisch.
Marcel Anders-Hoepgen
978-3-942772-69-3 **19,99 €**

Anti-Stress-Yoga.
Kartenbox mit 18 Rezepten und 56 Asanas.
Petra Orzech
978-3-942772-85-3 **14,99 €**

BESTSELLER
auch als eBOOK
Schlank durch Achtsamkeit.
Durch inneres Gleichgewicht zum Idealgewicht.
Ronald Pierre Schweppe
978-3-942772-90-7 **14,99 €**

Glückliche Kinder.
Erziehung in Liebe und Achtsamkeit.
Aus der Reihe »mitGefühl«
Ronald Pierre Schweppe
978-3-95814-000-4 **2,50 €**

Sampoorna Hatha Yoga Stunde. (DVD)
Stufe 1
Marcel Anders-Hoepgen
978-3-927372-64-1 **17,95 €**

Sampoorna Hatha Yoga Stunde. (CD)
Stufe 1
Marcel Anders-Hoepgen
978-3-927372-65-8 **9,79 €** ~~14,95 €~~

Marcel Anders-Hoepgen
Besser schlafen. (CD)
Entspannung für die Nacht.
978-3-942772-25-9 **9,99 €**
Kraft tanken. (CD)
Entspannung für den Tag.
978-3-927372-61-0 **7,99 €**

FLIPCHART TISCHAUFSTELLER
Yoga: Jeden Tag neu!
Über 100.000 mögliche Kombinationen für Übungseinheiten à 5 bis 10 Minuten.
Marcel Anders-Hoepgen
978-3-927372-69-6 **13,99 €** ~~20,00 €~~

Der Glücksvertrag
Das 21-Tage-Programm. Ein glückliches Leben in Balance dank einer Formel aus Psychologie und fernöstlicher Heilkunst.
Inklusive DVD.
A. Mehta | G. Brüggemann
978-3-942772-14-3 **5,99 €** ~~19,99 €~~

Achtsam abnehmen.
33 Methoden für jeden Tag.
Ronald Pierre Schweppe
978-3-942772-99-0 **12,99 €**

Starke Partner.
Beziehung in Liebe und Achtsamkeit.
Aus der Reihe »mitGefühl«
Aljoscha Long
978-3-95814-001-1 **2,50 €**

Sampoorna Hatha Yoga Stunde. (DVD)
Leichte Mittelstufe
Schwerpunkt: Dehnung der Hüften
Marcel Anders-Hoepgen
978-3-942772-04-4 **17,95 €**

Nada-Yoga-Musik-Reihe.
Marcel Anders-Hoepgen
Eternal OM (CD)
978-3-942772-16-7 **9,99 €**
Shanti (CD)
978-3-942772-29-7 **9,99 €**
Runterkommen (CD)
978-3-942772-17-4 **9,99 €**
Gelassenheit (CD)
978-3-942772-15-0 **9,99 €**

Marcel Anders-Hoepgen
Bauchmuskulatur stärken (CD)
978-3-927372-75-7 **8,95 €**
Gleichgewicht (CD)
978-3-927372-72-6 **8,95 €**
Oberen Rücken stärken (CD)
978-3-927372-73-3 **8,95 €**
Unteren Rücken stärken (CD)
978-3-927372-74-0 **8,95 €**

Warum Stress dick macht
… und warum wir entspannt schneller abnehmen.
Ronald Pierre Schweppe
978-3-942772-51-8 **9,75 €** ~~12,99 €~~

Dauerhaft schlank.
Ernährung mit Liebe und Achtsamkeit.
Aus der Reihe »mitGefühl«
Dr. Julia Bollwein
978-3-95814-002-8 **2,50 €**

Hatha Yoga Stunde. (DVD)
Leichte Mittelstufe
Schwerpunkt: Kraftaufbau
Marcel Anders-Hoepgen
978-3-927372-84-9 **17,99 €**

Rücken for fit.
Das 30-Tage-Programm für einen schmerzfreien Rücken in nur fünf Minuten pro Tag.
Inklusive Übungs-DVD.
Marcel Anders-Hoepgen
978-3-942772-53-2 **14,99 €** ~~19,99 €~~

auch als eBOOK
Der Burnout-Irrtum
Ausgebrannt durch Vitalstoffmangel – Burnout fängt in der Körperzelle an!
Das Präventionsprogramm mit Praxistipps und Fallbeispielen.
Uschi Eichinger | Kyra Hoffmann
978-3-95814-042-4 **19,99 €**

Selbstheilung.
Gesundheit durch Liebe und Achtsamkeit.
Aus der Reihe »mitGefühl«
Fei Long
978-3-95814-003-5 **2,50 €**

Hebammen Yoga.
Übungen zur Geburtsvorbereitung und Rückbildung. *Inkl. Mantra-Audio-CD.*
Marcel Anders-Hoepgen
978-3-927372-99-3 **5,99 €** ~~19,99 €~~

Sonnengruß, Teil 2. (DVD + CD)
Der perfekte Stressabbau.
Marcel Anders-Hoepgen
978-3-927372-97-9 **9,99 €** ~~16,95 €~~

Yoga X-Large.
Auch Dicke können Yoga machen!
Yoga- und Bewusstheitsübungen für Menschen mit Plus-Size-Körpern.
Birgit Feliz Carrasco
978-3-942772-77-8 **17,99 €**

auch als eBOOK
Die Anti-Stress-Ernährung.
Die LOGI-Methode zur Stressbewältigung.
Mehr Power für die Körperzellen.
Uschi Eichinger | Kyra Hoffmann
978-3-95814-032-5 **19,99 €**

Hebammen Yoga. (Doppel-DVD)
Übungen zur Geburtsvorbereitung und Rückbildung.
Marcel Anders-Hoepgen
978-3-942772-03-7 **16,95 €**

Sonderedition
Der Sonnengruß. (Doppel-DVD)
Workout für den Morgen voller Energie und Kraft. Entspannung für den Abend und guten Schlaf.
Marcel Anders-Hoepgen
978-3-95814-067-7 **17,99 €**

systemed Verlag
Kastanienstraße 10
D-44534 Lünen
Telefon 02306 63934
Telefax 02306 61460
www.systemed.de
faltin@systemed.de

systemed verlag

Impressum.

Redaktion:	systemed Verlag, Lünen
Umschlaggestaltung:	Guter Punkt, München
Buchsatz:	Nina Kämpf, Hamburg
Druck:	Multiprint GmbH, Bulgarien
ISBN:	978-3-95814-078-3
Illustrationen:	© Markus Weber, Guter Punkt, unter Verwendung von Thinkstock-Motiven

1. Auflage